JN271659

口絵 1

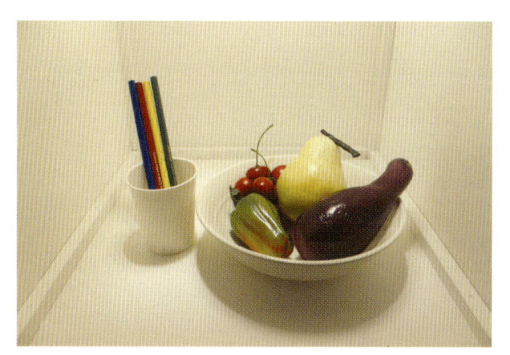

LED 照明の演色性（65 ページ）

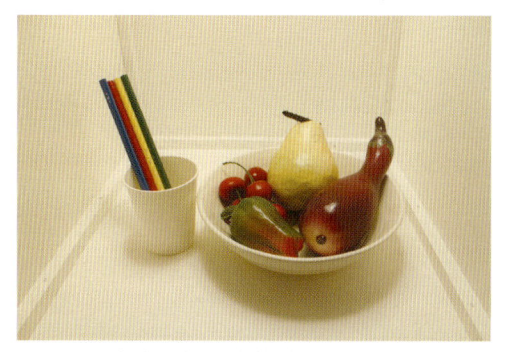

白熱電球の演色性（65 ページ）

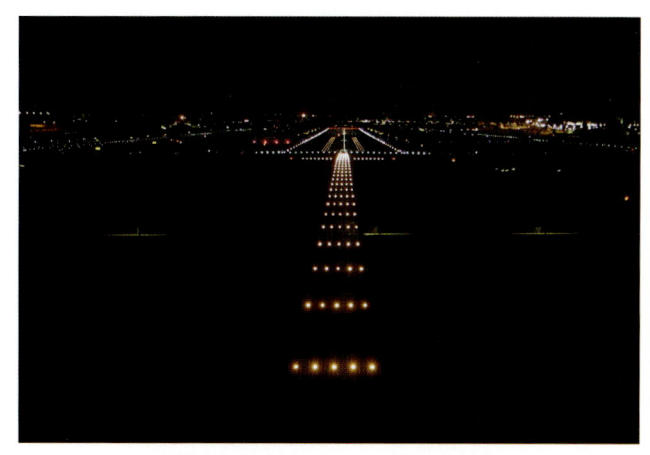

着陸する航空機から見える飛行場灯火
（国土交通省航空局提供．81 ページ，図 6・5）

口絵 2

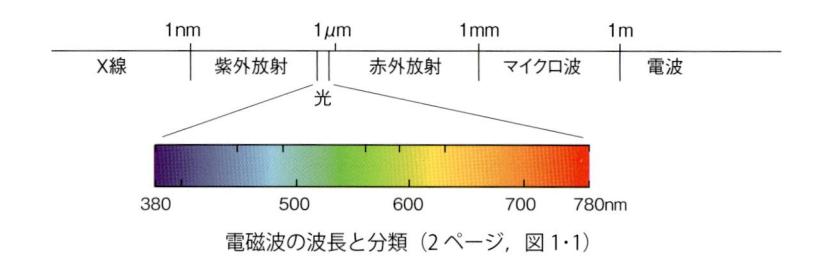

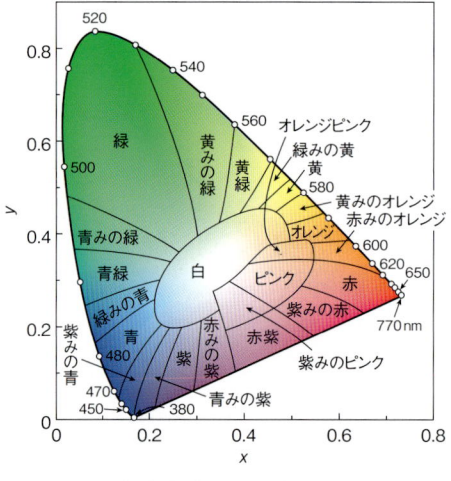

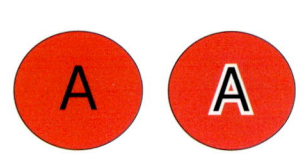

電磁波の波長と分類（2 ページ，図 1·1）

xy 色度図（52 ページ，図 4·8）

カラーユニバーサルデザインの例（60 ページ，図 4·16）

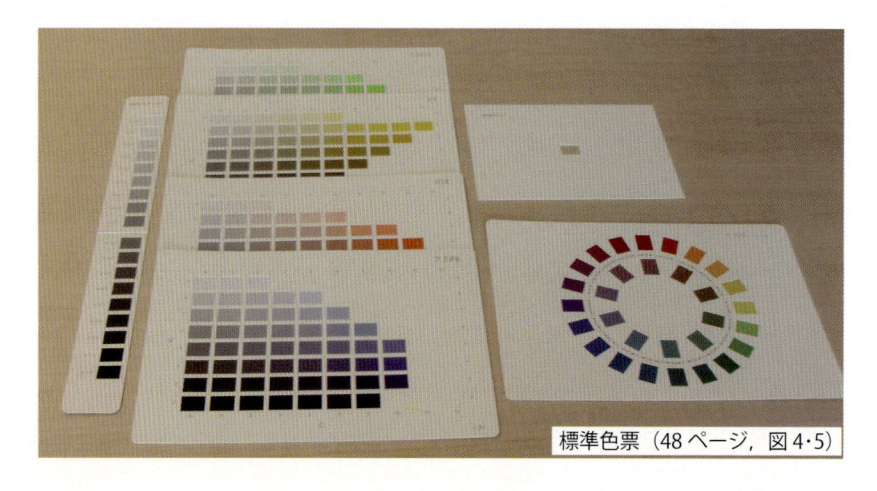

標準色票（48 ページ，図 4·5）

# 視覚と照明

入倉 隆 著

裳華房

# Vision and Lighting

by

Takashi Irikura  Dr. Eng.

SHOKABO
TOKYO

# まえがき

　昔，日本で使われていた行灯や和ろうそくは思いのほか暗く，現在使われている 60 W の白熱電球に比べ，1/100 程度の光の強さであった．現在の事務室の JIS 照度基準は 750 lx であるが，戦前の日本における推奨照度は 100 lx であった．戦後の経済成長とともに，夜を昼のように明るく照らすことが豊かさの象徴だと思われてきたときもあった．このように昔に比べ，しだいにわれわれの周りは明るく照明されるようになってきている．

　しかし最近，省エネ意識の高まりとともに，明るすぎる照明に疑問が投げかけられている．例えば，部屋の隅でほのかに灯る明かりや暖炉のゆらぐ炎がやすらぎをもたらすことがあるように，ただ明るく照らすことから，その場の雰囲気に合った適度な明るさで心地よい照明が求められるようになっている．そのような快適な照明環境を作っていくためには，まず人の視覚特性について十分に理解しておく必要がある．

　また，文字や標識の読みやすさ，視覚信号の見え方などは，光環境の影響を大きく受ける．これらのことは人の生活や交通の安全性と関わりが深く，視覚の応用として理解しておくことが大切である．

　本書では，視覚や色覚の基礎についてわかりやすく解説する．それにより，人が光をどのように見て，どのように感じているかを学ぶことができる．また，色覚異常者や高齢者の視覚特性についても述べる．これらの人と一般の人の見え方の違いを知ることは，ユニバーサルデザインの観点からも重要である．さらには，光の視覚以外への影響についても触れてみたい．

　なお，本書を執筆する際に参照させていただいた多くの文献や図書の著者に感謝いたします．また，本書がわかりやすくなるようにと，貴重な助言と丁寧な校正をしてくださった裳華房の筒井清美さんにお礼申し上げます．

# 目 次

## 1章　光と測光量

1. 光の波長に対する目の感度 …… 1
   1.1 光環境と目の感度 ……… 1
   1.2 暗い場所での目の感度 …… 4
2. 測光量と単位 ……………… 6
   2.1 光束 ………………… 6
   2.2 光度 ………………… 7
   2.3 照度 ………………… 8
   2.4 輝度 ………………… 9
   2.5 均等拡散面（ランベルトの法則）10
3. 測光 …………………… 11
   3.1 測光の基礎 …………… 11
   3.2 照度 ………………… 12
   3.3 輝度 ………………… 13
   3.4 光度と配光 …………… 14
   3.5 光束 ………………… 15
   3.6 閃光の実効光度 ……… 15
   演習問題 ………………… 18
   参考文献 ………………… 18

## 2章　視覚の基礎

1. 明るさと順応 …………… 19
2. 視覚の空間的寄せ集め …… 23
3. 明るさと視力 …………… 26
4. 視覚の時間的寄せ集め …… 28
5. 明滅光の見え方 ………… 31
   演習問題 ………………… 33
   参考文献 ………………… 33

## 3章　光の強度と明るさの感覚

1. 閾値 …………………… 34
2. ウェーバーの法則 ……… 35
3. フェヒナーの法則 ……… 36
4. スティーブンスの法則 … 39
5. 視覚情報の伝達 ………… 41
   演習問題 ………………… 42
   参考文献 ………………… 42

## 4章　色　彩

1. 色覚 …………………… 43
2. 色の表示 ……………… 46
   2.1 マンセル表色系 ……… 46
   2.2 XYZ表色系 ………… 49
   2.3 均等色空間 …………… 53
3. 測色 …………………… 55
   3.1 刺激値直読方法 ……… 56
   3.2 分光測色方法 ………… 56

- 4. 色の見え方 ……………… 57
  - 4.1 周辺視での色の見え方 … 57
  - 4.2 点光源の色の識別 ……… 57
  - 4.3 色覚異常 ………………… 58
  - 4.4 色が距離感や大きさ知覚に
    及ぼす影響 …………… 61
- 4.5 色温度 …………………… 61
- 4.6 色の明るさへの寄与 …… 62
- 4.7 色と感情 ………………… 64
- 4.8 LED照明と演色性 ……… 65
- 演習問題 ……………………… 68
- 参考文献 ……………………… 68

## 5章　可読性

1. 照度と文字の読みやすさの関係 69
2. 文字の大きさと線の太さに
   よる視認距離の変化 ……… 70
3. 文字の種類による比較 ……… 71
4. 視標速度と視力の関係 ……… 72
5. 時間周波数と空間周波数 …… 74
6. 色による可読性の比較 ……… 75
- 演習問題 ……………………… 76
- 参考文献 ……………………… 76

## 6章　信号や標識の見え方

1. 視認性 ………………………… 77
2. 信号灯火や標識の視認性 …… 78
3. 低視程時の輝度対比 ………… 82
4. 低視程時の角膜照度 ………… 83
5. 有効視野 ……………………… 83
6. 閃光の誘目性 ………………… 88
7. 色による誘目性の比較 ……… 89
- 演習問題 ……………………… 91
- 参考文献 ……………………… 91

## 7章　グレア

1. 不快グレア …………………… 92
2. 自動車の前照灯による
   不快グレア ………………… 95
3. 明滅光による不快グレア …… 96
4. 複数点光源による不快グレア 97
   - 4.1 点光源の密度の影響 …… 97
   - 4.2 輝度分布の影響 ……… 98
   - 4.3 視線と光源との角度の影響 99
5. 眼疲労と不快グレア ………… 100
6. 減能グレア …………………… 101
7. グレア光照射後の
   視力の回復時間 …………… 102
- 演習問題 ……………………… 103
- 参考文献 ……………………… 103

## 8章　高齢者の視覚特性

1. 高齢者における感覚機能の低下 104
2. 調節力 ………………………… 106
3. 水晶体の分光透過率 ………… 107
4. 年齢と視力 …………………… 109
5. 照度と可読性（年齢による比較） 110
- 演習問題 ……………………… 113
- 参考文献 ……………………… 113

## 9章　心地よい光環境

1. 快適さとは ……………………… 114
2. 太陽やたき火の光の特徴 …… 115
3. 心地よい照明の条件 ………… 116
   - 3.1 強さ，色温度，方向 …… 116
   - 3.2 明るさの変遷 …………… 117
   - 3.3 光源の大きさ …………… 118
   - 3.4 多灯照明 ………………… 118
3.5 生活行為と明るさの均斉度 119
4. 暗い室内で照明を点灯
   したときの不快感 ………… 120
5. 光色と肌の見え方 ………… 121
6. 空間の明るさ感 …………… 122

演習問題 ………………………… 124
参考文献 ………………………… 124

## 10章　光の視覚以外への影響

1. 生体リズムに及ぼす影響 …… 126
2. 味覚に及ぼす影響 …………… 127
3. 時間感覚に及ぼす影響 ……… 128
4. 温度感覚に及ぼす影響 ……… 129

演習問題 ………………………… 130
参考文献 ………………………… 130

## 11章　光の及ぼす傷害

1. 紫外放射 ……………………… 131
2. 紫外放射による傷害の種類 … 132
   - 2.1 急性傷害 ………………… 132
   - 2.2 白内障 …………………… 133
   - 2.3 皮膚の老化や皮膚がん … 133
3. 紫外放射に対する基準 ……… 134
4. 青色光による傷害 …………… 136

演習問題 ………………………… 137
参考文献 ………………………… 137

### コーヒーブレイク

光環境と進化 …………………… 3
動物の目の感度 ………………… 5
なぜ視細胞が2種類あるのか？ 22
輪郭の強調 ……………………… 25
精神的幸運と物質的幸運 ……… 38
飛行場灯火 ……………………… 81
航空障害灯 ……………………… 90

### 付　録

1. 航空灯火や一般標識の色度範囲 …………………… 138
2. 低視程時における航空灯火や標識の見え方 ……… 139

参考文献 ……………………………………………………… 143

演習問題解答 ………………………………………………… 144
索引 …………………………………………………………… 149

# 1章
# 光と測光量

　光はエネルギーをもっており，その大きさはジュールやワットといった物理量で測定される．しかし同じ 1W の光でも波長により人の目には違った明るさに感じる．測光量のうち，光束，光度，照度，輝度などは，物理量としての光の強さを人の目による感覚量の強さ（心理量）で評価した量であり，心理物理量とよばれる．

## 1 光の波長に対する目の感度

### 1.1 光環境と目の感度

　図 1・1 に示すように，光は電波や X 線などと同じ**電磁波**の一種である．人が明るさを感じることができる光（**可視光**）は，波長が約 380〜780 nm の範囲の電磁波である．地上に降り注ぐ太陽からの電磁波はいろいろな波長を含んでいる．太陽光のエネルギーに占める割合は，およそ光が 52％，**赤外放射**（赤外線）が 42％，**紫外放射**（紫外線）が 6％である．
　赤外放射は波長の長さによって**近赤外放射**，**中赤外放射**，**遠赤外放射**に分けられる．波長が 4 μm より長いのが遠赤外放射であり，吸収されやすいため物を温めるのに向いている．

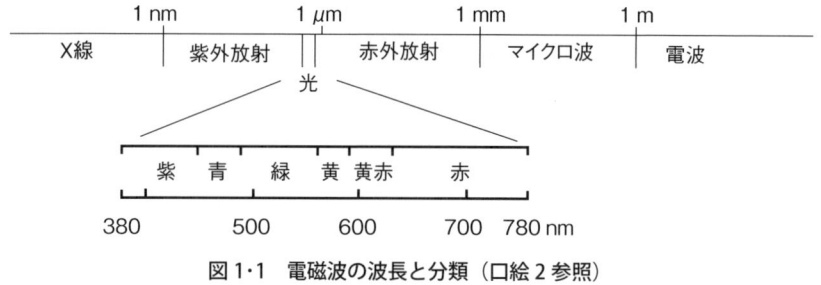

```
        1 nm       1 μm        1 mm       1 m
   X線  | 紫外放射 |  赤外放射  | マイクロ波 | 電波
              \    光    /
               紫 青 緑 黄 黄赤 赤
              380  500  600  700 780 nm
```

図1・1　電磁波の波長と分類（口絵2参照）

　紫外放射のうち波長が100 nmより長い紫外放射は，UV-A（315〜400 nm），UV-B（280〜315 nm），UV-C（100〜280 nm）に分けられている．UV-Aは，皮膚の深いところまで届き，しみなどの原因となっている．UV-Bは，皮膚炎などを起こすとともに皮膚がんや白内障を引き起こす原因の一つと言われている．UV-Cは，大気で吸収され，ほとんど地上には届かない．

　地上に届く電磁波の波長に対する強度は太陽高度により変化する．しかし，そのピーク付近の波長は人が明るさを感じる波長とほぼ一致している．人がものを見るのに太陽からの放射を有効に使っていることが分かる．

　人が明るさを感じる380〜780 nmの波長の光のうち，錐体（網膜にあり，明るいところで働く光受容器）が働く明所視（明るい所に目が順応している状態）では555 nmの波長の光に対する明るさの感度が最も高い．波長555 nmの光に対する感度を1とし，他の波長の光に対する感度を示したものが**分光視感効率**である．分光視感効率は個人差があり，特に年齢による差が大きい．多くの若年者の平均値をもとに**国際照明委員会**（CIE）が定めたものが図1・2の実線で示したものであり，**標準分光視感効率**である．これによると，波長が555 nmより短くなると徐々に感度が低くなり，380 nm以下になると感度は0となり明るさを感じることができなくなる．紫外放射の領域である．同様に，波長が555 nmより長くなるにしたがって徐々に感度が低くなり，780 nm以上になると感度は0となり明るさを感じることができなくなる．赤外放射の領域である．

1. 光の波長に対する目の感度　　　3

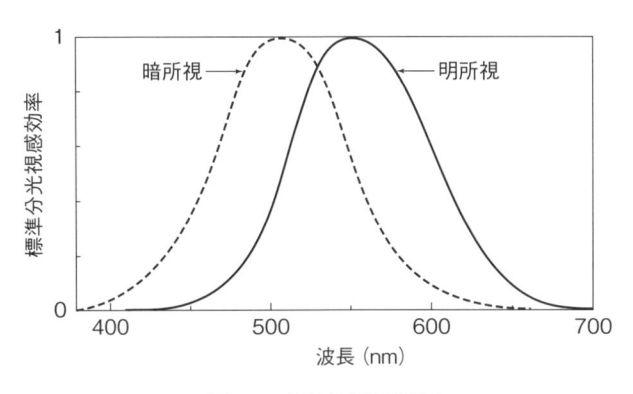

図1·2　標準分光視感効率

**コーヒー●ブレイク**

**光環境と進化**

　アフリカのビクトリア湖にプンダミリアとニエレリという魚がいる．これらは近縁種であり，元々は同じ種から分化した．プンダミリアは比較的浅い所に生息し，ニエレリは深い所に生息している．水の濁っているビクトリア湖では深いところには波長の短い光が届きにくくなる．それぞれの魚の波長に対する感度が調べられており，最も感度が高い波長は，浅い所に生息するプンダミリアが544 nm，深い所に生息するニエレリは559 nmと異なっている[1]．深い所に生息するニエレリの方が長い波長に対して感度が高い．

　プンダミリアとニエレリは，生息する光環境に適合するように約1万年の間に進化したと言われている．また光の届かない深海や洞窟などに住む動物の多くは，必要なくなった目が退化している．このように動物はそれぞれの住む光環境に合わせて目を進化させている．人も長い間の進化の中で，地上に降りそそぐ太陽の光の波長に合わせ，それを効率よく感じ取るような目を持つようになったと思われる．

## 1.2 暗い場所での目の感度

図1·2の破線で示すように，桿体（網膜にあり，暗いところで働く光受容器）が働く暗所視（暗いところに目が順応している状態）では波長に対する感度が明所視とは異なり，510 nm 付近で最も感度が高くなる．薄明視（明所視と暗所視の中間の明るさに目が順応している状態）では，錐体と桿体の両方が働くので，波長に対する感度は明所視と暗所視の中間の特性を示す．すなわち，最も感度の高い波長が明るいところでは 555 nm 付近であるが，暗くなるにしたがって短いほうに移り，510 nm 付近となっていく．このことを**プルキンエ現象**（Purkinje phenomenon）とよんでいる．プルキンエは 19 世紀初めのチェコの人である．当時チェコでは郵便ポストが赤と青の 2 色に塗り分けられていた．昼間は赤い部分が明るく目立っているが，夕方うす暗くなるとそれまでとは逆に青い部分が明るく目立ち，赤い部分が暗く沈

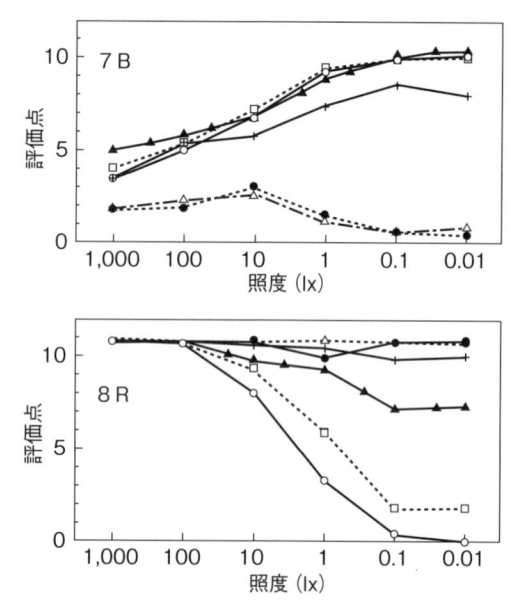

**図1·3 目立ち評価得点の照度レベルによる変化**（芦澤ら，1987）
背景は N1(○), N3(□), N4(▲), N5(+), N7(△), N9(●)

んだ色に見えるようになったことより，この現象に気付いたといわれている．

図1・3は，プルキンエ現象について色の目立ち度と照度レベルの関係を調べたものである．背景の明度が低いN1（○）の場合，青（7B）は1000 lxで目立ち評価点が低く，照度が下がるにしたがって目立ち評価点が増加している．一方，赤（8R）は1000 lxで目立ち評価点が高く，照度が下がるにしたがって目立ち評価点が減少している．

### コーヒー●ブレイク

**動物の目の感度**

多くの動物はものを見るために赤外放射を使うことをしない．体温をもつ動物の眼球のなかには，自ら発する赤外放射があふれている．このような眼球内の光受容器にとって，外から入ってくる赤外放射を信号として捉えることは困難である．

一方，ものを見るために紫外放射を使う動物はたくさんいる．図1・4に示すように，多くの昆虫は長い波長の光（人にとって赤色に見える波長の光）が見えにくいかわりに，紫外放射を見ることができる．紫外放射を発する光源にはたくさんの昆虫が集まってくる．花の色のうち約1/3は白色である．白い花の多くがフラボンやフラボノールという色素を含んでいる．この色素は紫外放射を反射し，紫外放射が見える昆虫を

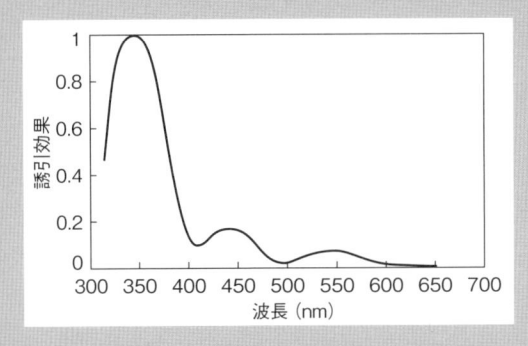

図1・4　ミツバチの行動実験による走光性の感度
（Helversen, 1972）

引き寄せる．また，モンシロチョウのオスとメスはよく似た模様をしており，人の目には区別が付きにくい．しかし，紫外放射はメスの翅ではよく反射し，オスの翅ではあまり反射しないので，紫外放射を見ることができるモンシロチョウにはオスとメスの区別が容易にできる．

　動物が限られた範囲の波長の光に反応する理由の一つとして，屈折率との関係がある．動物は捉えた光を角膜や水晶体で屈折させ，網膜に結像させている．光の屈折率は波長によって変化するので，あまり広い範囲の波長に反応するようになると，ピントのあった像を得るのが困難になる．

　また，脳での視覚に関する情報処理能力が変わらないとすると，広範囲の波長を捉えることができるということは，微妙な波長の違いによる色の差の識別が難しくなることを意味している．これは例えば，A4の紙に描かれた東京の地図からは各都市の範囲や道路の位置を読み取ることができるが，A4の紙に描かれた日本地図からそれらの情報を得ることはほとんどできないのと同じことである．ただし，東京の地図から東京以外の情報を得ることはできない．

## 2 測光量と単位

### 2.1 光束

　光源からは380～780 nmの可視光だけでなく，波長が380 nmより短い紫外放射や780 nmより長い赤外放射などが放射されている．また，図1・2に示したように可視光でも波長によって目の感度が異なる．光の量を測るためには，人が感じる明るさを基に決める必要がある．**放射束**（単位時間当たりの放射エネルギー）を目の感度フィルタ（図1・2の標準分光視感効率）にかけてみた量を**光束**（luminous flux）という．分光視感効率としては，明所

視と暗所視のものがあるが，光束を求めるときには明所視の分光視感効率が用いられる．光束の記号には $\Phi$，単位には**ルーメン** [lm] が用いられる．

標準分光視感効率を $V(\lambda)$，光源からの**分光放射束**を $\Phi_e(\lambda)$ [W/nm] とすると，光束 $\Phi$ [lm] は，

$$\Phi = 683\int_{380}^{780} V(\lambda)\Phi_e(\lambda)d\lambda \qquad (1)$$

で与えられる．

## 2.2 光度

光源から出ている光の強さは，方向によって異なることが多い．光源からある方向に単位立体角あたり出ている光束を**光度** (luminous intensity) といい，その方向の光の強さを表す．光度の記号には $I$，単位には**カンデラ** [cd] が用いられる．図 1·5 に示すように，立体角はある点からの空間的な広がりの大きさを示すものであり，その広がりにより半径 1 m の球面から切り取る表面積が 1 m$^2$ のとき**立体角**は 1 sr（**ステラジアン**）となる．

図 1·6 のように，微小な立体角 $\Omega$ [sr] 内の光束が $\Phi$ [lm] なら，光度 $I$ [cd] は，

$$I = \frac{\Phi}{\Omega} \qquad (2)$$

となる．歴史的には，光束より光度が先に定められ，その頃使われていたロ

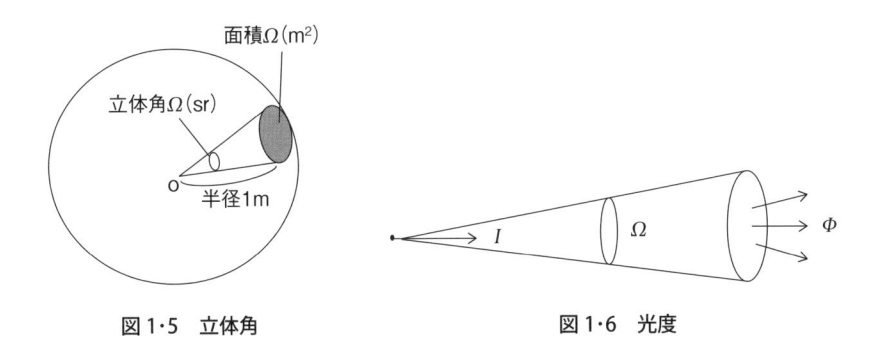

図 1·5 立体角

図 1·6 光度

表 1・1 SI 基本単位

| 量 | 単位の名称 | 単位記号 |
|---|---|---|
| 長 さ | メートル | m |
| 質 量 | キログラム | kg |
| 時 間 | 秒 | s |
| 電 流 | アンペア | A |
| 温 度 | ケルビン | K |
| 物質量 | モル | mol |
| 光 度 | カンデラ | cd |

ウソクの光度を1cdとした．式(1)中の定数683は，光束の量を先に定められた光度に合わせるためのものである．

科学技術の分野などにおいて世界で統一した単位を使うことが決められている．国際単位系（Le Système International d'Unités，略称 SI）である．そのなかでも，表1・1に示すように各分野の最も基礎となる七つの単位が **SI 基本単位** として定められている．そしてその七つの SI 基本単位の一つが光度のカンデラ [cd] である．

## 2.3 照 度

光源によってある面が照らされているとき，**照度**（luminance）は照らされている強さの程度を表す．単位面積あたり入射する光束がその面の照度になる．照度の記号には $E$，単位には**ルクス** [lx] が用いられる．図1・7に示すように，微小な面積 $A$ [m$^2$] に入射する光束が $\Phi$ [lm] なら，照度 $E$ [lx] は，

$$E = \frac{\Phi}{A} \qquad (3)$$

となる．

光束 $\Phi$ [lm] が平面に垂直に入射しているとき，その面の照度を $E_n$ [lx] と

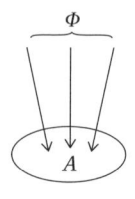

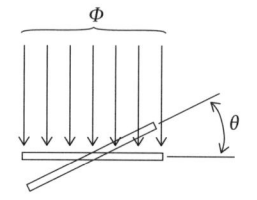

図 1・7　照度　　　　　　図 1・8　入射角余弦法則

する．図1·8に示すように，この面を傾けていくと面に入射する光束は小さくなっていき，角度が$\theta$のとき面に入射する光束は$\Phi\cos\theta$[lm]となる．したがって，このときの照度$E_\theta$[lx]は，

$$E_\theta = E_n \cos\theta \qquad (4)$$

となる．これを**入射角余弦法則**という．

図1·9に例を示すように，シャワーの下に口の面積が1 m²の入れものを置いたとき，水の筋が直進するとすれば，入れものに入る水の筋の数はシャワーからの距離の2乗に反比例する[4]．シャワーを光源，水の筋を光束に変えれば，照度と光源からの距離の関係が得られる．すなわち，光源のある方向の光度が$I$[cd]であるとき，距離$r$[m]離れた光に垂直な面の照度$E$[lx]は，距離の2乗に反比例し，

$$E = \frac{I}{r^2} \qquad (5)$$

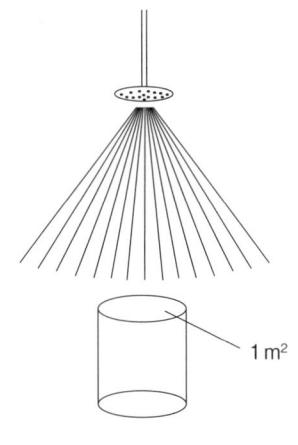

図1·9　光源からの距離と照度の関係

となる．式(5)において，照度は光度に比例し，比例定数が1となっているが，2.2項で述べた光度と立体角の定義を考えると理解できる．

## 2.4　輝　度

人は光源やものの表面を見たとき，その面が明るいもしくは暗いなどと感じる．この明るさの感覚はいろいろなものの影響を受けるが，そのうち最も影響の大きいものが**輝度**（luminance）である．輝度は表面の明るさに対応した量を表す．輝度の記号には$L$，単位にはカンデラ毎平方メートル[cd/m²]が用いられる．

微小面からある方向への光度を$I$[cd]，微小面のその方向への見かけの面

積を $A'$ [m$^2$] とすると，微小面のその方向の輝度 $L$ [cd/m$^2$] は，

$$L = \frac{I}{A'} \qquad (6)$$

で与えられる．

ここで間違いやすいのが，$A'$ が実面積ではなく，その方向への見かけの面積となっているところである．例えば，物体が球であれば見かけの面積は円の面積として求められる．また平面がある方向の法線面に対して角度 $\theta$ 傾いていれば，見かけの面積はその平面の面積に $\cos\theta$ をかけた値になる．

### 2.5 均等拡散面（ランベルトの法則）

光が微小な凹凸のある面に入射する場合，一部の光は**正反射**するが，図1·10 に示すように全体的にはあらゆる方向に反射する．これを**拡散反射**という．光沢性が増すほど正反射方向への光度が大きくなる．

拡散反射された光による法線方向の光度を $I_n$，法線との角度 $\theta$ 方向の光度を $I(\theta)$ とした場合，図1·11 に示すように式(7)が成り立つとき，その反射を**均等拡散反射**という．また，このような理想的な面を**均等拡散反射面**という．

$$I(\theta) = I_n \cos\theta \qquad (7)$$

均等拡散反射面ではあらゆる方向に対する輝度が等しくなり，反射率を $\rho$ とすると，照度 $E$ と輝度 $L$ の間に

$$L = \frac{\rho}{\pi} E \qquad (8)$$

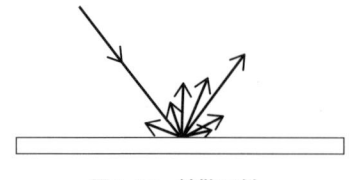

図 1·10　拡散反射

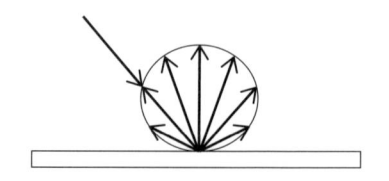

図 1·11　均等拡散反射

の関係が成り立つ．また，単位面積から発散される光束を表す**光束発散度** $M\,[\text{lm/m}^2]$ と輝度 $L$ の間に式(9)の関係が成り立つ．

$$M = \pi L \qquad (9)$$

**反射率**が 1，すなわち入射した光がすべて反射するような均等拡散反射面を**完全拡散反射面**という．これは仮想的な面であり，現実には存在しない．酸化マグネシウム（MgO）の反射率はおよそ 99％であり，完全拡散反射面に近い特性をもっている．

# 3 測 光

## 3.1 測光の基礎

　照度，輝度，光度，光束などの**測光量**を測定することを**測光**という．測光量は，物理量である放射量に人の目の感度で重みづけしたものである．しかし，図 1・2 で示したように人の目の感度は，光の波長によって異なり，さらに，目の順応レベルによって変化する．現在，測光量は明所視の標準分光視感効率により評価されており，薄明視や暗所視における分光視感効率に対応していないという問題がある．このため，暗い所に目が慣れているとき，波長の長い光（赤色）は測定値より暗く見え，波長の短い光（青色）は測定値より明るく見えることになるので，気を付けなければならない（1章1.2参照）．

　測光量を測定する測光器には，光を電気信号に変換する**光電変換素子**が使われており，それには，**フォトダイオード**，光電池，光電管，光電子増倍管などがある．フォトダイオードは，pn 接合部付近に光が照射されると光起電力が発生し，これにより光を検出する素子である．最近の一般的な**測光器**の光電変換素子としては**シリコンフォトダイオード**が用いられている．

　測光には**刺激値直読方法**と**分光測光方法**とがある．刺激値直読方法では，

**標準分光視感効率**に近似した分光応答特性をもつ受光器が用いられている．したがって光電変換素子の出力が，直接 測光量を表す．ただし，感度の低い波長の光（波長の短い青色の光や波長の長い赤色の光）については感度のずれが生じやすく，誤差が大きくなる場合がある．このようなときは**色補正係数**による補正が必要である．また，受光器の感度特性が経年変化するので，信頼し得る機関などにおいて定期的に校正を行う必要がある．分光測光方法では，回折格子などの**分光器**により分光分布を測り，標準分光視感効率を掛け合わせて積分し，測光量を求める．刺激値直読方法に比べて精度が高い．

　点灯後，光源からの光の強度が安定してから測定を行う．特に高圧水銀ランプなどの **HID ランプ**を対象とした測光には十分時間をとる必要がある．また，測定対象以外から入り込む迷光や点灯電圧，周囲温度などの誤差要因にも注意を払わなければならない．

　以下，主に刺激値直読方法による測定について説明する．

### 3.2 照 度

　測光量のうち最もよく測定されるのが照度である．照度の測定には図 1・12 に示すような**照度計**が用いられる．照度は**入射角余弦法則**にしたがうので，照度計の受光部は，図 1・13 に示すように受光器の前面に乳白色の拡散性カバーが付けられている．また，感度補正フィルタにより，光の波長に対する感度が標準分光視感効率に近似されている．これらの特性は JIS C 1609-1 で規定されている．基準・規定の適合性評価などでは照度測定値に高い信頼性が要求されるが，このような場合の照度測定には，JIS 一般形 AA 級照度計に準拠したものの使用が推奨される．

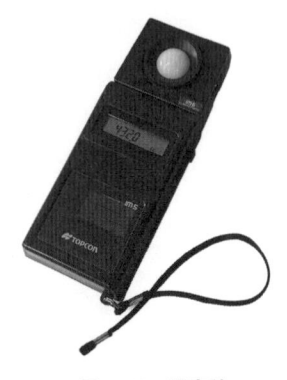

　　　図 1・12　照度計

照度には**水平面照度，法線照度，鉛直面照度**

3. 測 光

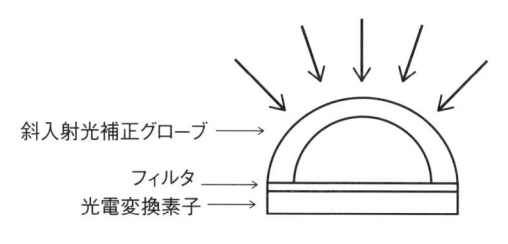

図 1・13 照度計の受光部

がある．路面や机上面などの水平面照度は，照度計の受光部が測定面に平行になるように置いて測定する．また，法線照度は受光部が光源に正対するように固定して測定する．

## 3.3 輝 度

人が感じる室内や路面の明るさ感は，照度より輝度の影響を受けるといわれている．また，十分に大きな対象物の視認性は主に輝度によって決まる．このため輝度の測定は重要であり，照度の測定とともに一般的に行われている．輝度の測定には，通常，図 1・14 に示すような**レンズ式輝度計**が用いられる．図 1・15 に**輝度計**の原理を示す．照度計と同じように感度補正フィルタにより，光の波長に対する感度が標準分光視感効率とほぼ等しくなっている．**測定視野角**は 0.1 ～ 2° の範囲のものが多く，測定視野角が固定されて

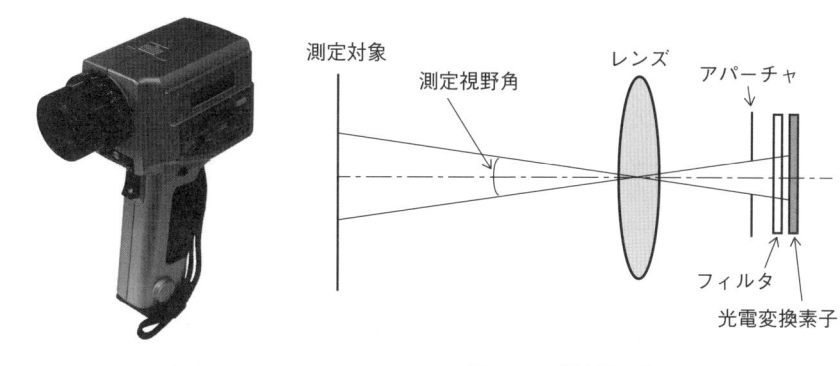

図 1・14 輝度計　　図 1・15 輝度計の原理

いるものと切り替えられるものがある．

　測定対象の方向にレンズを向け，ピントを合わせ，測定視野を確認して測定すると，測定視野内の平均輝度が表示される．したがって，測定視野が測定対象より小さくなるように，測定距離または測定視野角を選ぶ必要がある．ただし，輝度計の焦点調節の範囲を超えて接近して測定すると誤差を生じる．

### 3.4　光度と配光

　十分強い光源の光度を暗室内などで測定する場合は，照度計により測定するのが便利である．光源または受光面のいずれか大きいほうの最大寸法の10倍以上の距離から照度計を光源に正対させ，法線照度を測定する．照度と光度の関係について式(5)で示したように，測定した法線照度を $E$ [lx]，測定距離を $r$ [m] とすると，光源の光度 $I$ [cd] は，

$$I = Er^2 \qquad (10)$$

で求まる．ただし，平行光の場合はこの方法で測定できない．

　光源の光度の空間分布を**配光**という．配光には鉛直配光と水平配光があり，それらを測定することにより，任意の方向の光度や光束を知ることができる．配光測定では，照度計を固定し光源を回転させて法線照度を測る方法と，光源を固定し照度計を旋回させて法線照度を測る方法がある．

　屋外に設置された灯火などの光度を遠方から夜間に測定する場合や，暗室内で弱い光の光度を測定する場合は，測定位置での照度がきわめて小さくな

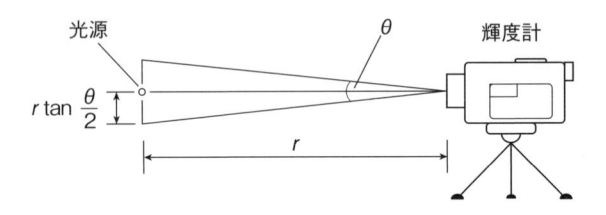

図 1·16　輝度計による光度の測定

り，照度計を用いて測定することが難しい．このような場合は，輝度計を使って測定する方法がある．これには，測定視野角が光源の大きさより大きくなるように，測定距離または測定視野角を選ぶ．図1・16に示すように，測定した輝度を$L$[cd/m$^2$]，測定距離を$r$[m]，測定視野角（直径）を$\theta$[°]とすると，光源の光度$I$[cd]は，

$$I = L\pi\left(r\tan\frac{\theta}{2}\right)^2 \quad (11)$$

で求まる．ただし，屋外での測定で背景が完全な暗黒でない場合は，背景の明るさによって誤差が生じることがある．この場合，測定対象光源を消灯して同様な方法で測定した輝度を$L_0$とすると，光源の光度$I$[cd]は，

$$I = (L-L_0)\pi\left(r\tan\frac{\theta}{2}\right)^2 \quad (12)$$

で求まる．

## 3.5 光束

光源が放出するすべての光束を**全光束**といい，その光源の明るさの尺度となる．全光束の測定には**球形光束法**と配光測定法がある．通常用いられる球形光束法では，直接全光束を短時間で測れる．

球形光束法には図1・17に示すような**積分球**を用いる．積分球の内側は白色拡散塗料が塗られており，球内の壁面の照度は一様になる．その照度は内部の光源の全光束に比例する．全光束のわかっている**標準電球**で校正した受光器（照度計）の読みから全光束を求めることができる．

## 3.6 閃光の実効光度

発光時間の短い光を**閃光**といい，**誘目性**や**識別性**が高く，点滅サイン，航空や海上交通の灯火信号などに広く使用されている．閃光波形の測定は，シ

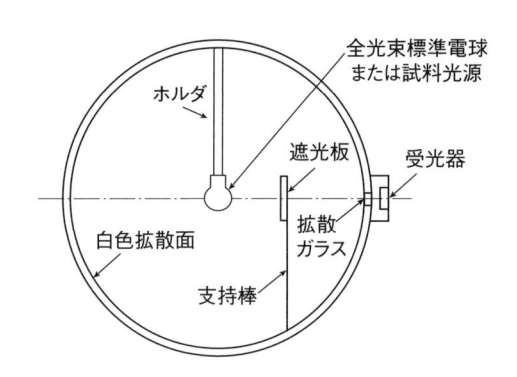

**図1・17** 積分球(照明学会編, 2003)

リコンフォトダイオードなどに視感度補正を施したものと波形記録装置を組み合わせて行われる．

閃光の光度は，それと同じ明るさに見える定常光の光度により表し，閃光の**実効光度**とよぶ．一般に閃光の**実効光度**は，測定した閃光の光度波形（瞬時光度）から**ブロンデル・レイ・ダグラス法**による実効光度の式(13)によって求められている．

$$I_e = \frac{\int_{t_1}^{t_2} I(t)dt}{a+(t_2-t_1)} \quad (13)$$

ここで $I_e$：実効光度，$I(t)$：瞬時光度，$a$：定数（夜 0.2，昼 0.1），$t_1$：点灯開始時間，$t_2$：点灯終了時間を表し，$t_1$, $t_2$ は $I_e$ を最大にするように選ぶ．

例えば，図1・18のような矩形波の場合の夜における実効光度は，

$$I_e = \frac{100 \times 0.2}{0.2+0.2} = 50 \text{ [cd]} \quad (14)$$

となる．

また，閃光時間が十分に短く，夜の条件のとき，

$$I_e \fallingdotseq 5\int_{t_1}^{t_2} I(t)dt \quad (15)$$

と近似される．

## 3. 測光

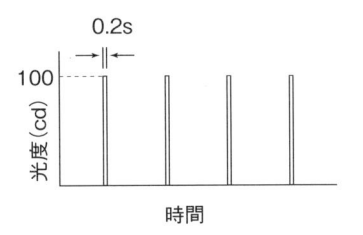

**図1·18 閃光の波形**

**航路標識**の視認距離は，一般に**シュミット・クラウゼンの実効光度の式**や修正アラード法によって求められている．

シュミット・クラウゼンの実効光度は，式(16)による．

$$I_e = \frac{J}{c + \dfrac{J}{I_0}} \qquad (16)$$

ここで，$J$：光度の時間積分量 [cd・s]，$I_0$：閃光のピーク光度 [cd]，$c$：視覚の時定数（夜 0.2 s，昼 0.1 s）を表す．式(16)は，波形が矩形に近い場合は，式(13)と大きな差は生じない．

閃光が短い周期（およそ 1 s 以下）で繰り返し発光する場合は，単一閃光より明るく感じられるために，**修正アラード法**が用いられることがある．修正アラード法は，畳み込み積分の式(17)における $i(t)$ の最大値を実効光度とする．

$$i(t) = \int_0^t I(\tau) \frac{a}{(a+t-\tau)^2} d\tau \qquad (17)$$

ここで，$I(\tau)$：瞬間光度，$a$：定数（夜 0.2，昼 0.1）を表す．

式(17)は，繰り返し発光する閃光の場合，一つの閃光による明るさ感覚が，次の閃光の発光しているときの明るさ感覚にプラスになることを示している．すなわち，発光する閃光を見たときの明るさ感覚は，閃光が終わるとその後の経過時間とともに減少するが，次の閃光が発光するときまでに完全には 0 にならない．その残っている明るさ感覚が次の閃光による明るさ感覚に

重なっていくため，単一の閃光より明るく感じることを意味している．例えば，夜間に周期 0.5 s で繰り返し発光する閃光の場合，式(17)により計算すると単一閃光に比べ約 15% 実効光度が大きくなる．

しかし，ブロンデル・レイ・ダグラス法，シュミット・クラウゼンの実効光度の式および修正アラード法は，光がやっと見える閾値付近において実験的に求められたものであり，閾値より十分に明るいレベルにおいては成立しない．現在のところ，閾値より十分に明るいレベルで一般的に用いられている実効光度の式はない．

### 演習問題

1) 明るい所に目が順応しているときと暗い所に目が順応しているときで，光の波長に対する目の感度が変化する理由について説明せよ．
2) どの方向の光度も等しい点光源を均等点光源という．均等点光源の発散する全光束が 100 lm である場合，その光度はいくらか．
3) 光源から 5 m 離れた位置において，光の方向に垂直な面の照度が 5 lx であった．光源の光度を求めよ．
4) 半径 10 cm の球形光源の光度が 100 cd であるとき，光源の輝度を求めよ．ただし，球の表面の輝度は一様であるとする．

### 参考文献

[1] Seehausen, O., *et al.* Speciation through sensory drive in cichlid fish. *Nature*, Vol.455, p.620-626（2008）| doi:10.1038/nature07285
[2] 芦澤昌子, 池田光男. 色の目立ちの照度レベルによる変化 —プルキンエ移行の影響—. 照明学会誌, Vol.71, No.10, p.612–617(1987)
[3] Helversen, O. von. Zur spektralen unterschiedsempfindlichkeit der honigbiene. *Journal of Comparative Physiology*, Vol.80, No.4, p.439-472(1972)
[4] 竹内義雄. ルクスとルーメンの話. 照明学会誌, Vol.85, No.9, p.796-798(2001)
[5] 照明学会編. 照明ハンドブック. オーム社(2003)

# 2章
# 視覚の基礎

　人は感覚器官を通して外界（一部は体内）からの物理的または化学的な刺激を捉え，必要な情報を得ている．各種の感覚器官によってもたらされる感覚には，視覚，聴覚，嗅覚，味覚，触覚，運動覚，平衡感覚などがある．これらの感覚からの情報のうち8割以上は視覚から得ているともいわれており，目は最も重要な感覚器官である．直径約23 mmの眼球が波長380〜780 nmの電磁波である光を捉え，ものを見るしくみは複雑であり，きわめて精巧にできている．光や色の見え方を理解するうえで，その基本的なしくみを理解しておく必要がある．

## 1 明るさと順応

　人の**眼球**の構造を図2・1に示す．光は**角膜**（cornea）と**水晶体**（crystalline lens）で屈折され，**硝子体**を通って眼球の内側にある**網膜**（retina）に像を結ぶ．眼球は**虹彩**により**瞳孔**の大きさを変え，網膜に届く光の量を調節している．瞳孔の直径を2 mmから8 mmまで変化させることにより，瞳孔を通る光の量は約10倍になる．しかし，瞳孔の大きさが小さいほどピントの合う範囲

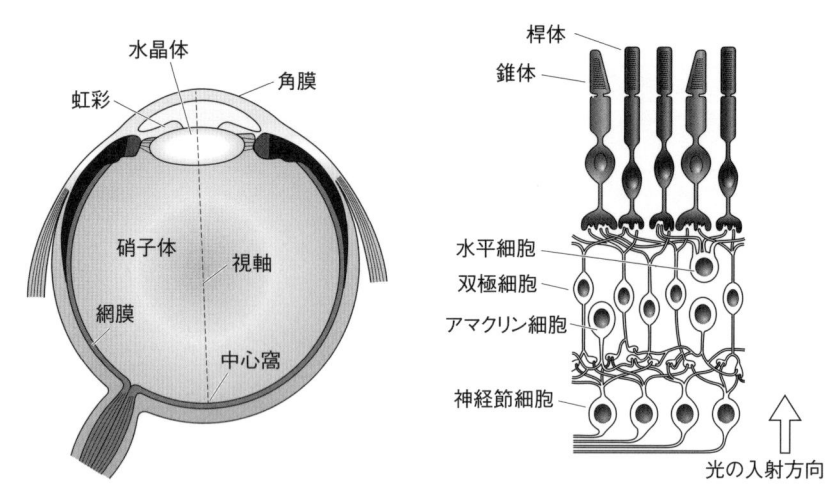

図 2·1　眼球の構造

図 2·2　網膜断面の模式図

が広くなる．これはカメラでその絞りを小さくするほどピントの合う範囲が広がるのと同じ原理である．明るいところでは光の強さが十分にあるので，瞳孔を小さくし良質な像を網膜に結べるようにしている．光が弱く暗いところでは光の量が足りないので瞳孔を大きくし，より多くの光を取り入れるようにしている．暗いところから明るいところに移ったとき，瞳孔の大きさはほぼ瞬時に小さくなるが，明るいところから暗いところに移ったときの瞳孔の大きさの変化は遅く，10 s 以上かかる．

図 2·2 に網膜断面の模式図を示す．網膜には光を生理的な電気信号に変換するセンサである**視細胞**が分布している．視細胞は 2 種類あり，一つが**錐体**（cone）であり，もう一つが**桿体**（rod）である．

視細胞は網膜の一番奥にある．網膜に入射した光は，**水平細胞，双極細胞，アマクリン細胞，神経節細胞**などの神経細胞群を通って視細胞に届く．このためこれらの神経細胞は透明になっている．視細胞から出力される電気信号はアナログ信号であり，神経細胞においてアナログ信号からデジタルなパルス信号に変換される．パルス信号は**視神経線維**を通って大脳に伝えられる．

錐体の数は約 700 万であり，図 2·3 に示すように，視線方向の光が像を結

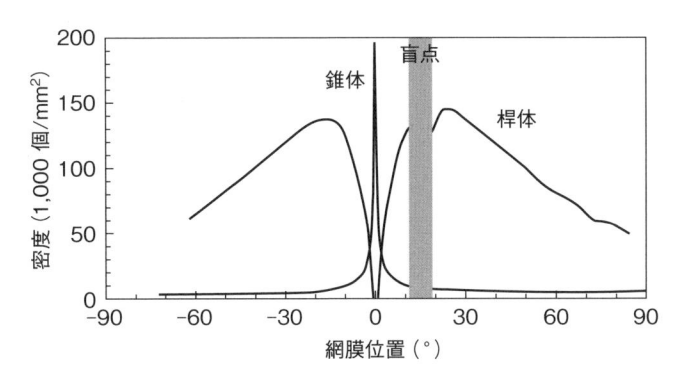

図 2·3　視細胞の分布（Curcio *et al*, 1990）

ぶ**中心窩**（fovea centralis）とよばれる網膜の中心部分に多く分布している．錐体は感度が低く，明るいところで働く．一方桿体の数は約1億3千万であり，網膜の周辺部に多く分布しているが，中心窩には存在しない．桿体は感度が高く，暗いところで働く．

　まわりが明るくなったとき，感度を低下させ，まぶしさを感じないでものを見ることができるようになることを**明順応**という．逆にまわりが暗くなったとき，感度を上げ，弱い光でもものが見えるようになることを**暗順応**という．明順応は数分以内で完了するが，暗順応には時間がかかり，非常に明るいところに順応していた状態から完全に暗順応するまでには30分以上を要する．照明された室内の明るさ程度に順応していた場合は，10分〜20分程度で暗順応する．図2·4に示すように明るさに対する順応の状態により，明所視，薄明視，暗所視に区別される（1章1.2参照）．

　**明所視**は，輝度が$2\,\mathrm{cd/m^2}$以上の明るさに順応している状態であり，錐体が働く．視力が高く，ものの色と形がはっきりわかる．

　**薄明視**は，輝度が約$0.01 \sim 2\,\mathrm{cd/m^2}$の明るさに順応している状態であり，錐体と桿体が働く．ものの色と形がいくらかわかる．夜間に離着陸する航空機のパイロットは，航空灯火や操縦室内の表示装置を見ているため，順応状態は暗所視ではなく薄明視と考えられる．また，夜間に自動車を運転しているドライバーは路面，対向車，歩行者などを見ているが，路面の輝度は道路

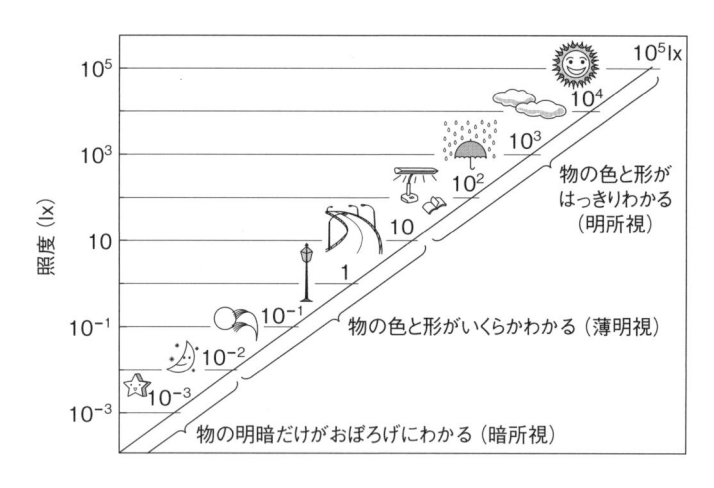

図2·4 視覚系に働く照度の範囲（照明学会，1977）

照明の有無などにより変わる．それはおよそ $1\,cd/m^2$ 程度であり，明所視と薄明視の境界付近と考えられる．

**暗所視**は，輝度が約 $0.01\,cd/m^2$ 以下の明るさに順応している状態であり，主に桿体が働く．感度が高く，網膜の位置や対象の大きさによっても異なるが明所視の 1000 倍以上の感度になる．しかし，色がわからず形も不鮮明になる．ただし，夜間に灯火を見るときのように，錐体の閾値を超える強さの光に対しては錐体が働き色を感じる．

### コーヒー●ブレイク

#### なぜ視細胞が2種類あるのか？

　ゾウとネズミの体重を同じ体重計で量ることは難しい．ゾウの体重を量る体重計にネズミを載せてもほとんど針は振れない．逆にネズミの体重を量る体重計にゾウを載せると，針は振り切れ壊れてしまう．体重の重いゾウと体重の軽いネズミを量るには，それぞれ別の体重計が必要である．これと同じように，太陽が輝いている明るい昼間から星明りだけの暗い夜間まで人は活動しているが，このような環境のなかで1種類の

センサ（視細胞）だけで光の強さを測るのは困難である．周りの明るさの変化にしたがい感度の低い錐体と感度の高い桿体の2種類の視細胞を使い分けることにより，よりよくものを見ることができる．

仮に人の目に桿体がなく錐体だけであったとすると，月明かりのなかではものを見ることが難しくなるであろう．また夜空の星をほとんど見つけることができなくなるかもしれない．

## 2　視覚の空間的寄せ集め

　光の大きさ（視角）によってその明るさはどのように変化するのであろうか．これを確かめる，以下のような実験がある．図2・5に示すように，**参照光**と**テスト光**がある間隔を隔てて提示されている．被験者は参照光とテスト光を交互に観測しながら，両方の明るさが等しくなるように参照光の輝度を調整する．その調整が終わったら，今度はテスト光の大きさを変えて，先ほどと同じように両方の明るさが等しくなるように参照光の輝度を調整する．テスト光の大きさを非常に小さなものから十分に大きいものまで変化させて観測評価を繰り返す．

　その実験の結果は，図2・6の実線のようになる．テスト光の大きさが針の先のように非常に小さい場合，テスト光を同じ輝度で面積を2倍にすると，参照光の明るさをそれと等しくするためには参照光の輝度を元の2倍にする必要がある．テスト光の面積を3倍にすると参照光の輝度を3倍に，テスト光の面積を10倍にすると参照光の輝度を10倍にすれば両方の光の明るさが等しくなる．このように，テスト光の面積が大きくなるにしたがって明るく感じられるように

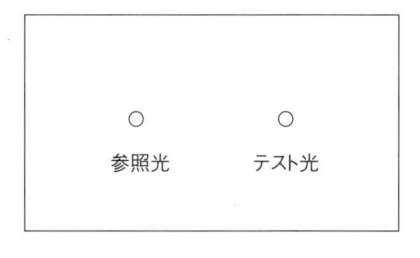

**図2・5　刺激光の提示**

図中ラベル:
- 参照光の輝度（縦軸）
- テスト光の大きさ（面積）（横軸）
- リコーの法則が成り立つ領域
- 背景が暗い場合
- 背景が明るい場合
- 臨界面積

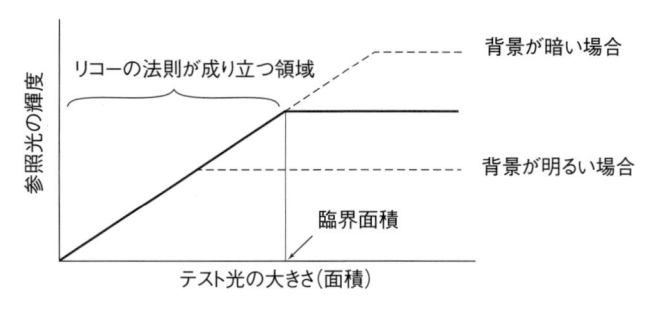

**図 2·6　光の大きさと明るさの関係**

なる．このことを**空間的寄せ集め**（spatial summation）が完全であるといい，この現象を**リコーの法則**（Ricco's law）という．

　光を受けた視細胞からの情報がどのように伝わっていくかを示したのが図 2·7 である．視神経を伝わる情報はそれに対応する視細胞だけでなく，破線で示すようにその近くの視細胞からの情報も合わさって伝わっていく．したがって光の当たる範囲が広くなる（テスト光の面積が大きくなる）と，情報の大きさも大きくなり，明るく感じるようになる．

　テスト光の大きさをさらに大きくしていくと，ある大きさから参照光の輝度を変化させなくても両方の光の明るさが等しくなる．テスト光の面積を大きくしても明るさは増さなくなる．その境界のテスト光の面積を**臨界面積**という．背景が暗いときは，この臨界面積が大きくなる．すなわち目が暗いところに順応しているときは，リコーの法則が成り立つ範囲は広くなる．しかし背景が明るいときは，この臨界面積が小さくなる．すなわち目が明るいところに順応しているときは，リコーの法則が成り立つ範囲は狭くなる．実際はこの臨界面積は図に示すほど明確ではなく，空間的寄せ集めが完全な領域から空間的寄せ集めがなくなる領域へは徐々に移っていくこととなる．空間的寄せ集めが完全な領域は，暗所視で光の直径が視角 20′ 以下，明所視で 0.4′ 以下である．

　上記の結果は，暗いところに目が順応しているとき，一つの**視神経**は網膜に映った像の広い範囲から明るさの刺激を集めていることを意味している．

## 2. 視覚の空間的寄せ集め

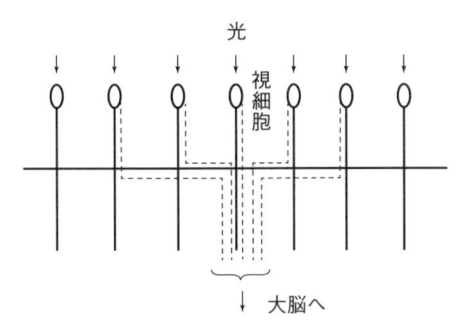

**図 2·7 情報伝達と空間的寄せ集め**
---------- 情報の伝達

　暗いところでは光の量が少ないために，一つの視神経が広い範囲から光の刺激を集め，それによって刺激を強くしものを見ようとしているのである．しかし，広い範囲から明るさの刺激を集めているということは，細かなところの明るさの変化を見分けることができないことになる．一方，明るいところに目が順応しているとき，一つの視神経が明るさの刺激を集めている網膜の範囲は狭くなる．明るいところでは，光の量が十分にあるので広い範囲から光の刺激を集める必要がないためである．一つの視神経が刺激を集める範囲が狭いということは，細かい明るさの変化が見分けやすいことを意味する．周りの明るさによって視力が変化するが，その原因の一つはこのような仕組みによるものである．

### コーヒー●ブレイク

#### 輪郭の強調

　図 2·8 の左の図のように明暗が接している図について，境界部分の物理的な光の強度は図 2·8 の右上の図のように階段状になる．しかし，人がその図を見たとき，網膜において明るさの情報が変換されて，実際に感ずる明るさは図 2·8 の右下の図のようになる．明暗の境界部分において，黒いところはより黒く，灰色のところはより明るく見える．境界部分が強調されて見えているのである．例えば四角い柱を注意深く見る

と，角の部分が実際の明暗以上に強調されて見えていることに気付く．

　人がものを見るとき，それが何であるかを知る手がかりで重要な情報は形と色である．形がわかるためには，ものの輪郭すなわち対象物と背景の境界がはっきりと見える必要がある．このように，明暗の境界部分が強調されて見える特性は，ものの形を認識したり文字を読み取ったりする上で役に立っている．

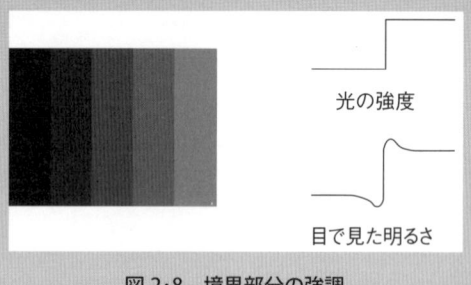

図2・8　境界部分の強調

## 3　明るさと視力

　**視力**（visual acuity）は対象の細部を見分ける能力である．視力の測定には，一般に図2・9に示すような**ランドルト環**が用いられる．切れ目が見分けられる最小の大きさのランドルト環について，切れ目の幅（視角[分]）の逆数によって視力を表す．このときの視角の単位は分（′）であり，1′は1°の1/60である．例えば，5mの距離からやっと見分けられるランドルト環

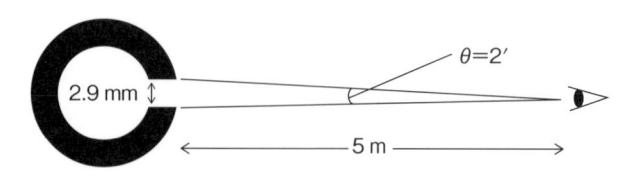

図2・9　ランドルト環と視力

## 3. 明るさと視力

の切れ目の大きさが 2.9 mm であったとすると，観測者から見た切れ目の視角 θ（分）は，

$$\theta = 60\tan^{-1}\left(\frac{2.9}{5000}\right)$$

$$= 2.0$$

となる．したがって視力 $V$ は，

$$V = \frac{1}{\theta} \quad (1)$$

$$= 0.5$$

となる．視力 1.0 の場合は，5 m の距離からやっと見分けられるランドルト環の切れ目の大きさは 1.5 mm となる．

自動車の普通第一種免許では両眼で 0.7 以上，片眼でそれぞれ 0.3 以上が必要である．航空機のパイロットの視力の条件は，矯正視力 1.0 以上（自家用操縦士は矯正視力 0.7 以上）となっている．また，海技士（第二種）の視力（矯正視力を含む）は，両眼ともに 0.6 以上であることなどが定められている．

明るさによって視力は変化する．照度と視力の関係を図 2・10 に示す．照度が増加するにしたがって視力もよくなり，0.01 lx で 0.1 であった視力は 1 lx では 0.6，1000 lx では 1.8 となる．しかし，照度が 1000 lx を超えても視力はそれ以上ほとんどよくならず，やがて限界に達する．視線方向の光が像

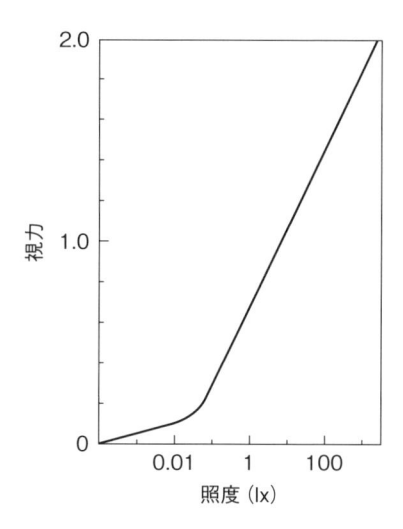

図 2・10　照度と視力
（航空振興財団，1999）

を結ぶ中心窩に，錐体が最も高密度に分布している．中心窩における錐体の間隔は約 $2\sim3\,\mu\mathrm{m}$ であり，角度にして約 $0.5'$ となる．ランドルト環の切れ目の大きさ $0.5'$ がやっと見分けられるときの視力は式(1)より 2.0 であり，錐体の間隔が視力の上限に関係している．

一般に，ランドルト環の切れ目の方向がわかるためには $0.5\sim1'$ の幅が必要である．これに対して，二つの点が分離して見えるためには $1\sim2'$ の間隔が必要となる．点光源の場合，背景輝度が低くなったり，光源光度が大きくなるとさらに分離しにくくなる．

## 4 視覚の時間的寄せ集め

図 2·11 に示すように，光っている時間（**持続時間**）が短い光を一般に**閃光**とよんでいる．閃光の持続時間によってその明るさはどのように変化するのであろうか．図 2·12 に示すように，参照光（定常光）とテスト光（閃光）がある間隔を隔てて提示されている．**定常光**とは，時間によって輝度が変化せずに，同じ輝度で連続して光っているものである．被験者は参照光とテスト光を交互に観測しながら，両方の明るさが等しくなるように参照光の輝度を調整する．その調整が終わったら，今度はテスト光の持続時間を変えて，

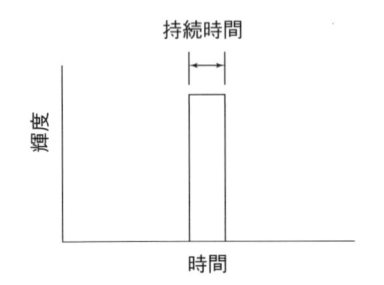

図 2·11 閃光の持続時間

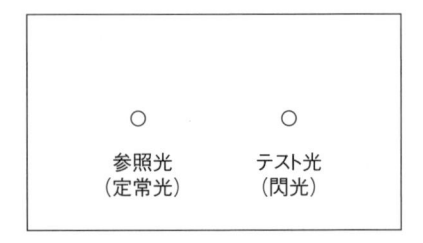

図 2·12 刺激光の提示

## 4. 視覚の時間的寄せ集め

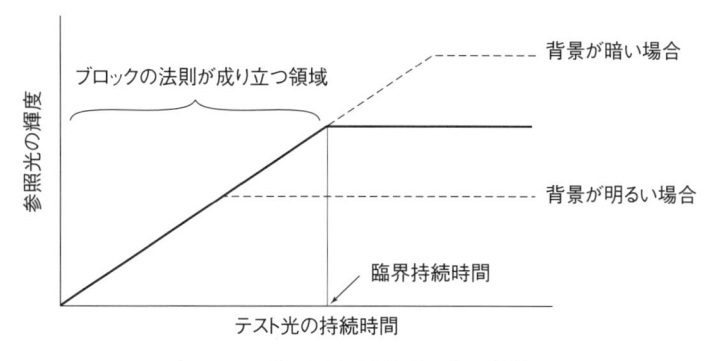

図2・13 光の持続時間と明るさの関係

先ほどと同じように両方の明るさが等しくなるように参照光の輝度を調整する．テスト光の持続時間を非常に短いものから十分に長いものまで変化させて観測評価を繰り返す．

その実験の結果は，図2・13の実線のようになる．テスト光の持続時間が非常に短い場合，テスト光を同じ輝度で持続時間を2倍にすると，参照光の明るさをそれと等しくするためには参照光の輝度を元の2倍にする必要がある．テスト光の持続時間を3倍にすると参照光の輝度を3倍に，テスト光の持続時間を10倍にすると参照光の輝度を10倍にすれば両方の光の明るさが等しくなる．このように，テスト光の持続時間が長くなるにしたがって明るく感じるようになる．このことを**時間的寄せ集め**（temporal summation）が完全であるといい，この現象を**ブロックの法則**（Bloch's law）という．

テスト光の持続時間をさらに長くしていくと，ある持続時間から参照光の輝度を変化させなくても両方の光の明るさが等しくなる．また，テスト光の持続時間を長くしても明るさは増さなくなる．その境界のテスト光の持続時間を**臨界持続時間**という．背景が暗いときは，この臨界持続時間が長くなる．すなわち目が暗いところに順応しているときは，ブロックの法則が成り立つ範囲は広くなる．しかし背景が明るいときは，この臨界持続時間が短くなる．つまり目が明るいところに順応しているときは，ブロックの法則が成り立つ

範囲は狭くなる．実際はこの臨界持続時間は図に示すほど明確ではなく，時間的寄せ集めが完全な領域から時間的寄せ集めがなくなる領域へは徐々に移っていくこととなる．時間的寄せ集めが完全な領域は，およそ 0.1 s 以下である．

　上記の結果は，暗いところに目が順応しているとき，網膜に映った像の明るさの刺激を長い時間にわたって集めていることを意味している．暗いところでは光の量が少ないために，長い時間にわたって光の刺激を集め，それによって刺激を強くしものを見ようとしているのである．しかし，長い時間にわたって明るさの刺激を集めているということは，短い時間における明るさの変化を見分けることができないことになる．一方，明るいところに目が順応しているとき，明るさの刺激を集めている時間の範囲は短くなる．明るいところでは，光の量が十分にあるので長い時間にわたって光の刺激を集める必要がないためである．刺激を集める時間が短いということは，時間による明るさの変化を見分けやすくなることを意味する．

　このように，空間的寄せ集めも時間的寄せ集めも目の順応状態に関して同じような特性をもつ．光が十分にない暗いところでは，刺激を空間的に広く，時間的に長く寄せ集め，少ない光を有効に使い，どうにかものを見ようとし

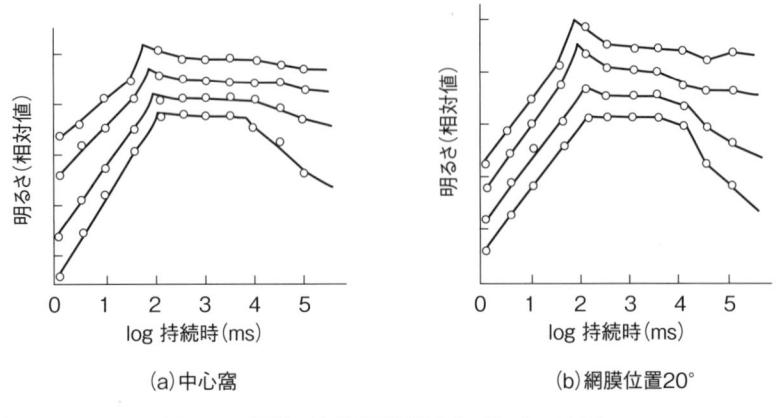

図 2·14　閃光の持続時間と明るさ（Osaka, 1981）

ているのである．そのかわり，細かいものや時間的に変動の早いものは見分けることはできない．一方，明るいところでは光が十分にあるので，寄せ集める必要はなく，そのことによってものの細部まで見ることができるし，動くものに対して敏感になる．

Osaka がマグニチュード推定法（3章4参照）を用いて，閃光の持続時間と明るさの関係を調べた結果を図 2・14 に示す．持続時間が約 0.1 s までは，持続時間の増加とともに明るさは増加する．ブロックの法則が成り立つ領域である．持続時間 0.1 s 付近で最大値をとり（**ブロッカ・ザルツァー効果**），それより長くなると明るさは若干下がり，その後 10 s までほぼ一定となる．持続時間が約 10 s を超えると明るさは低下していく．これを **Troxler 効果**といい，中心視より周辺視で顕著に現れる．

## 5 明滅光の見え方

明と滅を交互に繰り返す灯火を**明滅光**（点滅光）とよんでいる．明滅光や持続時間の短い閃光は誘目性や識別性に優れており，航空障害灯や灯台をはじめ交通機関の視覚信号として広く用いられている．図 2・15 に示すように，明滅の早さが数 Hz 以下のときは，明と滅が分離して見える．明滅の早さが 10 Hz くらいになると完全に分離して見えなくなるが，ちらつきは感じる．さらに明滅の早さが早くなると，20～50 Hz 以上ではちらつきはもは

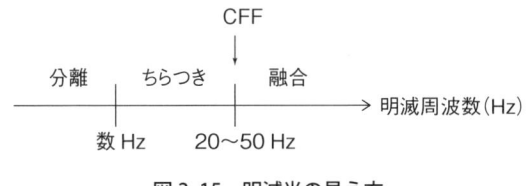

図 2・15 明滅光の見え方

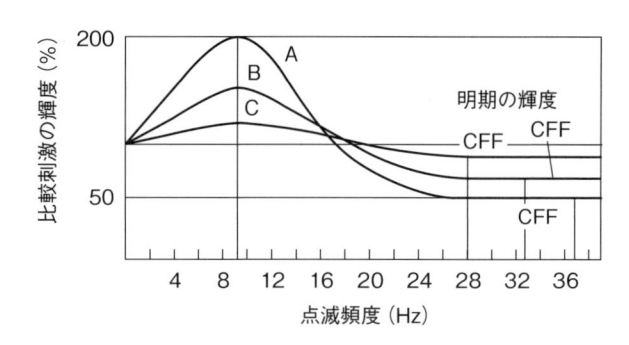

図 2·16 Brücke-Bartley 効果（Bartley, 1941）

や感じなくなる．このときの明滅光の明るさは，その時間平均値と同じ光度をもつ定常光の明るさと等しくなる．これを**タルボット・プラトーの法則**（Talbot-Plateau's law）という．

ちらつきをちょうど感じなくなる境界の周波数を**臨界融合周波数 CFF**（critical fusion frequency）という．CFF は光源輝度，網膜位置，光源面積などによって変化し，一般に輝度が高いほど，中心窩に近いほど，そして光源面積（立体角）が大きいほど高くなる．また，眼の疲労により CFF は低下するため，CFF を測定することにより眼の疲労状態を調べることができる．空を飛ぶ鳥や昆虫は人より CFF が高く，動きの検出能力が優れている．例えばハエの CFF は約 150 Hz であるといわれている．

光が分離して見えるときやちらついて見えるときは，時間平均値より明るく見える．これを **Brücke-Bartley 効果**という．図 2·16 に Bartley が行った実験結果を示す．図中の曲線 A は明暗時間比 1：1，B は 7：2，C は 8：1 である．周波数が CFF より小さいとき，時間平均値より明るく見えることが示されている．また，10 Hz 付近では特に明るく見え，明のときの輝度と同じ輝度の定常光よりも明るく見える．

### 演習問題

1) 5 m の距離から見たとき，やっと見分けられるランドルト環の切れ目の大きさが 7.3 mm であった．観測者の視力を求めよ．
2) 光が弱い暗いところでも光を有効に使ってどうにかものを見ようとする仕組みが，人の視覚にはある．これに関して，視覚の時間特性を例に挙げて説明せよ．

### 参考文献

[1] Curcio, C. A., *et al.* Human photoreceptor topography. *Journal of Comparative Neurology*, Vol.292, No.4, p.497-523 (1990)
[2] 照明学会編. 最新 やさしい明視論. 照明学会 (1977)
[3] 運輸省航空局監修. 視覚ガイダンスシステム 第6版. 航空振興財団 (1999)
[4] Osaka, N. Brightness exponent as a function of flash duration and retinal eccentricity. *Perception & Psychophysics*, Vol.30, No.2, p.144-148 (1981)
[5] Bartley, S. H. Vision; a study of its basis. Van Nostrand (1941)

# 3章
# 光の強度と明るさの感覚

　晴れた日の昼間，部屋の窓際に立って，外の明るさと部屋のなかの明るさを比べてみる．室内の明るさに比べ，外の明るさを何倍くらい明るく感じるであろうか．照度計で光の強さ（照度）を測定してみると，室内はおよそ数百 lx であるのに対して，屋外は数万 lx に達する．物理的な光の強さに関して，屋外は室内に比べて 100 倍程度になる．しかしわたしたちは決して，屋外が室内に比べて 100 倍も明るいとは感じない．光の強度と明るさ感覚との関係はどうなっているのであろうか．

## 1 閾値

　閾値（threshold）には**絶対閾**（absolute threshold）と**弁別閾**（difference threshold）がある．絶対閾は，対象の存在を知覚できるかどうかの境界における光の強さなどをいう．弁別閾は二つの対象の差を知覚できるかどうかの境界における光の強さなどの差異をいう．

　光の強度が非常に弱い（暗い）とき，人はその光の存在を知覚できない．10 回その光を提示しても一度も見えることはない．しかし，光を強く（明るく）していくと，10 回のうち 1 回とか 2 回くらい見えるようになる．さ

2. ウェーバーの法則　　35

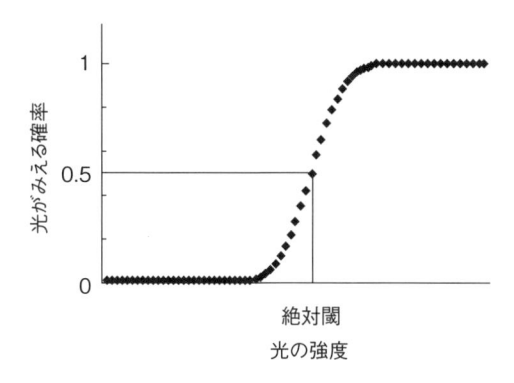

縦軸: 光がみえる確率
横軸: 光の強度

**図 3・1　光の強度と知覚確率**

らに光を強くすると 10 回のうち 5 回とか 6 回くらい見えるようになり，最後には 10 回のうち 10 回とも見えるようになる．図 3・1 に光の強度と光の見える確率を示している．一般に光が見える確率が 0.5 になるときの光の強度を絶対閾という．このように閾値における人の感覚はあいまいであり，不安定な特性を示す．

## 2　ウェーバーの法則

　図 3・2 に，左側に濃いグレーの四角と右側に薄いグレーの四角が接しているのを見ることができる．これは左右の四角の明るさ（輝度）が異なるからである．すなわち左右の四角では目に届く光の強さが異なるのである．この輝度の差をだんだんと小さくしていくとやがて人の目には二つの四角の区別ができなくなり，横長の一つの長方形として見える．二つの四角が識別できるかどうかの境界の輝度差が弁別閾となる．

　左側の暗いほうの四角の輝度が $100 \text{ cd/m}^2$ のとき，二つの四角をやっと区別できたときの右側の四角の輝度が仮に $101 \text{ cd/m}^2$ だったとする．このとき

**図 3·2　輝度差弁別**

の弁別閾は 1 cd/m² となる．次に左側の輝度を 200 cd/m² にすると弁別閾はいくらになるであろうか．輝度差が 1 cd/m² のとき，すなわち右側の輝度が 201 cd/m² では区別ができない．右側の輝度が 202 cd/m² になるとやっと区別ができるようになる．このときの弁別閾は 2 cd/m² である．さらに左側の輝度を 300 cd/m² とすると，右側の輝度が 303 cd/m² になると区別ができるようになる．このときの弁別閾は 3 cd/m² となる．

左側の四角の輝度を $L$，弁別閾を $\Delta L$ とすると，

$$\frac{\Delta L}{L} = 一定 \quad (1)$$

の関係がある．上の例の場合，$\Delta L/L = 1/100 = 0.01$ となる．このような関係は重さや音などのほかの物理的な刺激に対しても成り立つとされており，これを**ウェーバーの法則**（Weber's law）という．

## 3　フェヒナーの法則

式(1)のウェーバーの法則は，$\Delta L/L$ が感覚の差の最小値と理解できる．このことからさらにフェヒナーは，微小な物理的刺激の増加分 $dL$ が微小な感覚の増加 $dE$ を生じさせると仮定し，

$$dE = k\frac{dL}{L} \qquad (2)$$

の関係があるとした．式(2)を積分することにより，感覚の大きさ $E$ と物理的刺激 $L$ の間に，

$$E = k \log L \qquad (3)$$

の関係が成り立つことを導いた．$k$ は比例定数である．この関係を**フェヒナーの法則**（Fechner's law）という．これを光に当てはめると，明るさ感覚の大きさは光の強度の対数に比例することになる．言い換えると，光の強度が等比級数的に増加するとき，明るさ感覚の大きさは等差級数的にしか増加しない．

　星の見かけの明るさは等級で表される．最初に星の明るさを区別したのは，紀元前2世紀頃，ギリシャ人のヒッパルコスといわれている．彼は最も明るい星のグループを1等星とし，やっと見える星のグループを6等星とした．そのほかの星を明るさにより，2等星，3等星，4等星，5等星とした．その後近年になり，星の光の強さが測定できるようになった．その結果から，図3・3に示すように1等星の光の強さは6等星のおよそ100倍の強さであることがわかった．また，1等星は2等星の約2.5倍，2等星は3等星の約2.5倍というように，1等級違うごとに約2.5倍の強さの差があることもわかった．もし明るさ感覚の大きさの差が等しくなるように**星の等級**が決められていたとすると，光の強度が等比級数的に増加するとき，明るさ感覚の大きさは等差級数的に増加することになり，これはフェヒナーの法則と一致

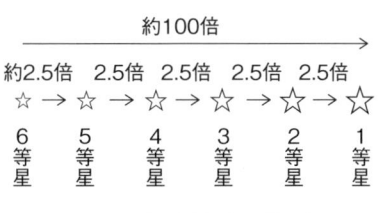

```
                     約100倍
        ─────────────────────────────→
      約2.5倍  2.5倍  2.5倍  2.5倍  2.5倍
       ☆  →  ☆  →  ☆  →  ☆  →  ☆
       6      5      4      3      2      1
       等     等     等     等     等     等
       星     星     星     星     星     星
```

**図3・3　星の見かけの明るさ**

する.

　しかし,フェヒナーの法則の基となったウェーバーの法則は,刺激の強さが狭い範囲でしか成り立たないといわれている.光についても,ウェーバーの法則が成り立つのは十分に輝度が高いときのみ(およそ $10\,\mathrm{cd/m^2}$ 以上)であることが示されている.したがって,フェヒナーの法則も,光の強度と明るさの感覚の関係は,ある限られた範囲内で成立するにすぎない.

### コーヒー●ブレイク

**精神的幸運と物質的幸運**

　ラプラス変換は微分方程式の解法の一つとして広く利用されている.これを考え出したのが偉大な数学者ラプラス (1749-1827) である.その彼の言葉に「精神的幸運は物質的幸運の対数に比例する」[1] というのがある.これを式で表すと

$$(精神的幸運) \propto \log_{10}(物質的幸運) \quad (4)$$

となる.

　ここで,わかりやすくするために仮に物質的幸運をお金,比例定数を10とすると

$$精神的幸運 = 10\log_{10}(お金) \quad (5)$$

となる.式(5)より,例えばお金が1万円のとき精神的幸運は40,100万円のときは60となる.お金が1万円から100万円と100倍になっても,精神的幸運は40から60と1.5倍にしかならない.式(5)が人の精神的幸運を正しく表しているかどうかはわからない.しかし,物質的幸運が大きくなっても精神的幸運がそれほどには大きくならないというところはうなずける.フェヒナーはこのラプラスの考えを参考にして,フェヒナーの法則を導き出したといわれている.

# 4 スティーブンスの法則

フェヒナーの法則の矛盾を解決するために，スティーブンスはマグニチュード推定法を用いて物理的刺激の強さと感覚の大きさの関係を求めた．最初に，被験者にある基準となる強さの光を提示し，その明るさ感覚の大きさを10としてもらう．次に別の強さの光を提示し，最初に提示した光の明るさ感覚と比較してその明るさを数値で答えてもらう．例えば，最初に提示された光の2倍くらい明るいと感じたら20と答える．半分くらいの明るさと感じたならば5と答える．このような方法を**マグニチュード推定法**（magnitude estimation）という．

マグニチュード推定法によって光（面光源）の強度による明るさ感覚の大きさの変化について調べると，光の強度 $L$ と明るさ感覚の大きさ $E$ との関係は，両対数座標上で直線になった．直線の傾きは0.33であり，この関係を数式で表すと式(6)のようになる．

$$\log E = 0.33 \log L + A \quad (6)$$
$$= \log 10^A \cdot L^{0.33}$$

$$E = aL^{0.33} \quad (7)$$

式(6)を変形すると式(7)が得られる．ただし，式(7)の $a$ は $10^A$ であり，定数である．スティーブンスは光だけでなく，音や匂いなどについても同様な方法で実験を行っている．その結果，ほかの物理的な刺激についても同じように，

$$E = aL^k \quad (8)$$

という関係があることが示された．これを**スティーブンスの法則**（Stevens' law）という．刺激の種類により $k$ の値は異なり，例えば音や匂いであれば

表 3·1 スティーブンスの法則から求めた
光（面光源）の強度と明るさ感覚の大きさとの関係

| 光の強度 | 1 | 2 | 10 | 100 | 1000 | $10^6$ |
|---|---|---|---|---|---|---|
| 明るさ感覚の大きさ | 1 | 1.3 | 2.1 | 4.6 | 10 | 100 |

$k$ の値はおよそ 0.6 となり，持ち上げたおもりの場合は 1.45 になる．

　式(7)を用い，わかりやすくするために $a = 1$ として，光（面光源）の強度と明るさ感覚の大きさ $E$ との関係を求めてみると表 3·1 のようになる．$k$ の値が 1 の場合，明るさ感覚の大きさは光の強度に比例することになる．しかし，$k$ の値が 1 より小さくなると，光の強度の変化ほどは明るさ感覚の大きさは変化しないことになる．晴天屋外の白いものの輝度は約 $10^4 \, \mathrm{cd/m^2}$ であるが，屋内の黒いものの輝度は $1 \, \mathrm{cd/m^2}$ 以下になる．人はこれらのものを同時に見て明るさの違いを判断したりしている．この間の光の強さは $10^4$ 倍以上にもなる．限りある感覚の大きさをこれと同じように大きく変化させることはできない．そこで光の強度の変化に比べて明るさ感覚の大きさの変化を小さくし，明るさの差を識別できるようにしているものと思われる．

　冒頭の屋外と室内の明るさ感覚の比較であるが，表 3·1 より，屋外の光の強度が室内の 100 倍であったとすると，明るさ感覚の大きさは約 5 倍となる．実際に受ける感覚と比べてどうであろうか．また光でも星，灯台，航空灯火などのような点光源の場合は面光源と異なり，$k$ の値は 0.5 となる．すなわち，点光源の強度と明るさ感覚の大きさ $E$ との関係は

表 3·2 スティーブンスの法則から求めた
光（点光源）の強度と明るさ感覚の大きさとの関係

| 光の強度 | 0.2 | 1 | 5 | 25 | 100 |
|---|---|---|---|---|---|
| 明るさ感覚の大きさ | 0.45 | 1 | 2.2 | 5 | 10 |

$$E \propto \sqrt{L} \quad (9)$$

と表せる．点光源の光の強度（光度）と明るさの感覚の大きさとの関係の例を表 3・2 に示す．

## 5 視覚情報の伝達

　網膜の視細胞に光が当たると，化学反応により視細胞の電位が変化する．この電位は光の強さに応じてアナログ的に変化する．これが網膜内の細胞で電気パルス（**神経パルス**）に変換され，視神経線維を通じて大脳に伝達される．神経パルスは神経細胞内の $Na^+$ 濃度の変化による電位の変化であり，眼から大脳に届くまでに約 0.1 s を要する．また，図 3・4 に示すように神経パルスは，その大きさではなく，周波数を変えることにより光の強弱の情報を大脳に伝える．

　光の強さと神経パルスの周波数の関係が，カブトガニを用いて調べられている．カブトガニの眼はトンボと同じように複眼であり，約 1000 個の個眼から構成されている．この個眼にあてる光の強さを変え，そのとき発生する神経パルスの周波数を測定すると図 3・5 のようになることが知られている．

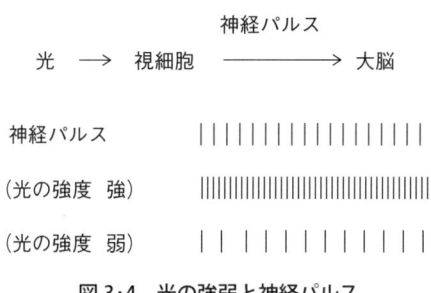

図 3・4　光の強弱と神経パルス

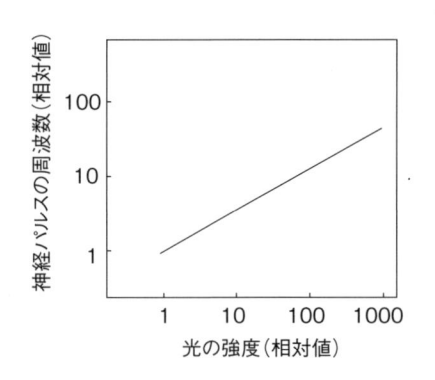

**図 3·5　光の強度と神経パルスの周波数の関係**

光の強さと神経パルスの周波数の関係は両対数座標上で直線になり，スティーブンスの法則と一致する．

### 演習問題

1) 刺激の物理的な大きさが 10 のとき，感覚の大きさを 10 とする．フェヒナーの法則が成り立つと仮定した場合，刺激の物理的な大きさが 200 に変化したら，感覚の大きさはどのように変化するか述べよ．
2) スティーブンスの法則で，音や光における指数 $k$ の値が 1 より小さくなっている理由について述べよ．

### 参考文献

[1] 大山正. 色彩心理学入門. 中央公論新社(1994)

# 4章
# 色　彩

　古代の日本には，色を表す言葉が四つしかなく，それは「白」，「黒」，「赤」，「青」であった．「白い」や「赤い」などのように，色名の後に「い」を付けて形容詞にできるのは，これらの四つの色だけである．他の色を形容詞にするときは，そのまま「い」をつけて形容詞にすることはできない．色を表す言葉が四つしかなかったため，その頃の青は緑も含んでおり，今でも緑色をしたものを青いと表現することがある．現代の日本語には色名を表す言葉がたくさんある．また，記号や数字を使って色を正確に表す方法が使われている．

## 1　色　覚

　人は空気の振動を音として感じ，その周波数の違いを微妙な音程の違いとして感じとることができる．さらにその組み合わせがさまざまな音色を作っている．音と同じように，人はある周波数の電磁波を光として感じ，その周波数の違いを微妙な色の違いとして感じとることができる．さらにその組み合わせが我々の身の回りに豊かな色彩を作っている．そして色彩は物の見え方や人の感情に大きな影響を及ぼしている．

　周波数（波長）の違いによって色が異なることを最初に確かめたのは17

世紀のニュートンであった．彼は小穴から太陽光を暗室に導き，プリズムを使って分光させ，色の見え方に関する実験を行った．そして「光線には色が付いていない」という有名な言葉を残している．光そのものに色が付いているのではなく，波長の違いを色の違いとして感じる仕組みが人の目にある．ではなぜ，波長によって色が異なって見えるのであろうか．

2章で述べたように，網膜には光受容器である2種類の**視細胞**があり，それらは明るい所で働く**錐体**と暗い所で働く**桿体**である．図4・1に示すように錐体は波長に対する感度の違いによってさらに3種類に分けられる．短い波長の光に感度の高い**S錐体**，中間の波長の光に感度の高い**M錐体**，長い波長の光に感度の高い**L錐体**があり，それらの反応の大きさを基に色を感じ取る仕組みができている．このことは，青，緑，赤の3種類の光を混色することによってほぼすべての色を作り出せることとも一致する．このような考え方を**ヤング－ヘルムホルツの三色説**という．S錐体に対して，L錐体とM錐体の波長に対する感度曲線は近い値になっている．これはもともと2種類しかなかった錐体のうち，片方の錐体がL錐体とM錐体に分かれたためと考えられている．

人は黄みを感じる色を見たときには青みを感じることはないし，青みを感じる色を見たときには黄みを感じることはない．また赤みを感じる色を見た

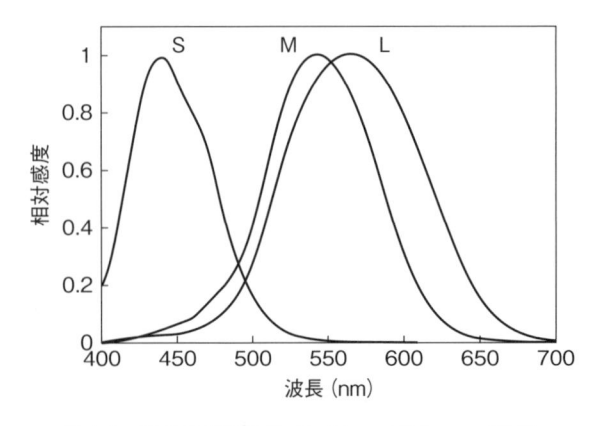

図4・1　錐体の分光感度（Smith and Pokorny, 1975）

## 1. 色　覚

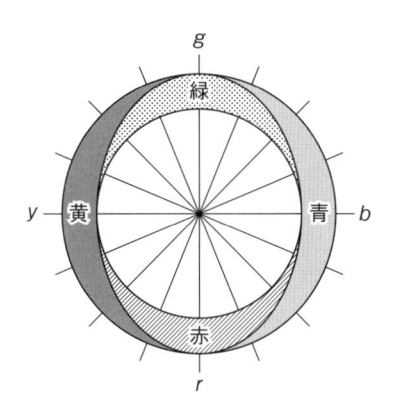

図4·2　色の感じ方（Hurvich, 1981）

ときには緑みを感じることはないし，緑みを感じる色を見たときには赤みを感じることはない．図4·2に示すように，黄と青，赤と緑を反対の色として知覚し，一つの色の中に反対の色を同時に知覚することはない．一方，黄みと緑みなどの隣り合うものは同時に感じることができ，この場合には黄緑色として見える．このような考え方を**ヘリングの反対色説**という．3種類の錐体の反応の大きさをそのまま知覚しているのではなく，3種類の信号を処理し，黄−青と赤−緑の信号に変換して色を知覚している．この信号の変換は網膜の細胞のなかで行われている．

　明所視で働く錐体が3種類あるのに対して，**暗所視**で働く桿体は1種類しかない．したがって，暗所視では明暗のみを感じ，色を感じることはない．ただし，暗順応した暗い室内で電子機器の表示ランプを見るときのように，錐体の閾値を超える強さの光に対しては錐体が働き色を感じる．また，3種類ある錐体のうち，一つでも正常に機能しないと当然色の見え方が異なってくる．これが**色覚異常**の主な原因である．

　色の見え方には，物体表面や光源というような見え方の様相（モード）が存在する．代表的な色の見え方として，花の色や壁の色のように物体表面に属しているように知覚される**物体色**，信号灯火のように発光しているものの色として知覚される**光源色**などがある．

## 2 色の表示

　色の表示方法には**色名**による方法，**マンセル表色系**による方法，*XYZ* **表色系**による方法などがある．

　色名による方法には**慣用色名**と**系統色名**とがあり，人に色を伝える手段として日常生活で広く使われている．慣用色名は，"鼠色"，"サーモンピンク"，"茶色"，"小豆色"のように動物や植物など，わたしたちの身の回りに存在するいろいろなものに結び付けた，慣用的なよび方で表された色名である．また，系統色名は，"くすんだ黄みの赤"，"明るい緑みの青"のように，赤・黄・緑・青などの基本色名に修飾語を付けて，系統的に分類して表現できるようにしたものである．これらは「物体色の色名」(JIS Z 8102) と「光源色の色名」(JIS Z 8110) のなかで規定されている．

　色名による方法はわかりやすいが，色を正確に表示するには適さない．マンセル表色系と *XYZ* 表色系は色を正確に表す代表的な方法である．

### 2.1　マンセル表色系

　物体の色は，赤や黄などの**有彩色**と白や黒などの**無彩色**に分けられる．有彩色は**色相** (hue)，**明度** (lightness)，**彩度** (chroma) の三つの属性をもっている．しかし，無彩色には明度のみの属性しかない．

　色相は，赤，黄，緑，青，紫などのような色味の種類を表す尺度である．図4・3に示すように，赤 (R)，黄赤 (YR)，黄 (Y)，黄緑 (GY)，緑 (G)，青緑 (BG)，青 (B)，青紫 (PB)，紫 (P)，赤紫 (RP) の10種の色相を環状に並べ，さらにそれぞれの色相を色相知覚の差が等しくなるように10等分する．

　明度は物体表面の相対的な明るさを表したものである．無彩色を基準とし，反射率0の理想的な黒を明度0，反射率1の理想的な白を明度10とし，

## 2. 色の表示

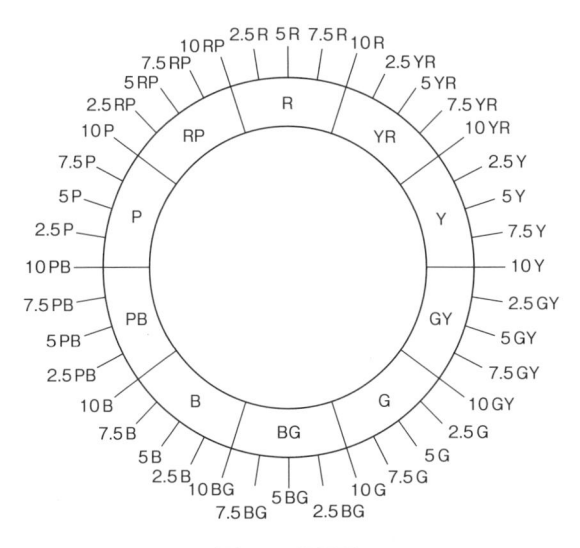

**図4・3 色相環**

その間を明るさ知覚の差が等間隔になるように分割して表す．表4・1に明度とY$_c$（視感反射率に相当）の関係を示す．視感反射率とは，物体に入射した光束に対する反射した光束の比をいう．有彩色の明度は，その明るさ知覚が等しい無彩色の明度により表される．

彩度は色みの強さを表したものである．その色と明度の等しい灰色と比べ，色みの強さの知覚的な隔たりを数値で示す．図4・4に示す標準色票は，同一色相の色票を明度（縦方向）と彩度（横方向）にしたがい配列したものである．無彩色の彩度を0とし，ほかは色みの強さに応じて，彩度知覚の差が等しくなるように並べ，順次1，2，3…と値を割り振る．最高彩度の値は色相や明度によって異なる．

色相をH，明度をV，彩度をCとすると，有彩色の表示記号はHV/C，無彩色の表示記号は明度の値の前にNを付けてNVで記載する．例えば，鮮やかなツユクサの花は7PB3/18と表せる．また，高さが60 m以上の鉄塔や煙突には赤と白の塗色（**昼間障害標識**）が義務付けられているが，規定されている色のうち代表的な色をマンセル表色系によって表示すると，赤は

表 4·1 明度と $Y_c$（視感反射率に相当）（JIS Z 8721-1993）

| 明度 | $Y_c$ (%) |
|---|---|
| 10 | 100 |
| 9 | 77 |
| 8 | 58 |
| 7 | 42 |
| 6 | 29 |
| 5 | 19 |
| 4 | 12 |
| 3 | 6 |
| 2 | 3 |
| 1 | 1 |

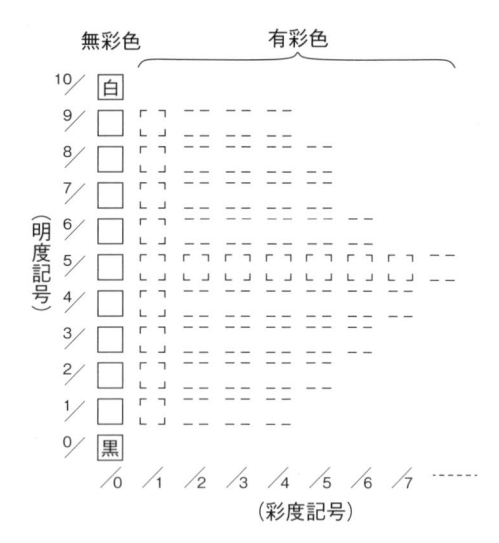

図 4·4 等色相面における明度と彩度の配列

10R5/13，白は N9.5 となる．

　図 4·5 に JIS に基づいて製作された**標準色票**を示す．この標準色票によって，記号で示された色がどんな色であるかを確かめることができる．また，マンセル表記が不明なサンプル色があった場合に，この標準色票の色と突き合わせることによって，そのサンプル色の値を推測したりすることができる．これとは別に，測色計を用いることにより色をより正確に測ることもできる．

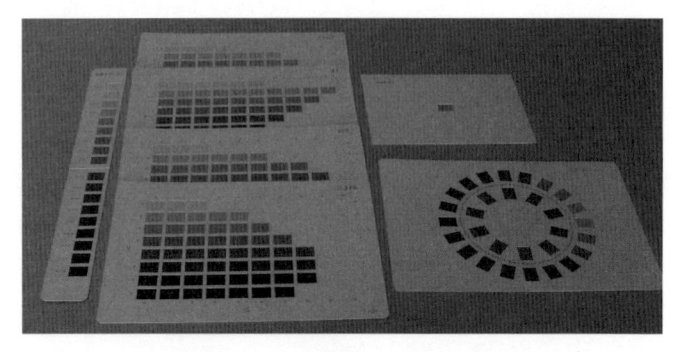

図 4·5 JIS 標準色票（口絵 2 参照）

## 2.2 XYZ 表色系

　赤，緑，青の光の三原色を混色することでほとんどの色を作ることができる．鮮やかな青緑や黄などの一部の色は三原色の混色では作ることはできないが，例えば，鮮やかな青緑に赤を混色すれば，緑と青を混色した色と等しくなる．そこで，赤，緑，青の三原色のかわりに，**X**, **Y**, **Z** の仮想上の色刺激を原刺激とし，これらの混色によってすべての色を表すようにする．また，原刺激 **X**, **Y**, **Z** はそれらが等量のときに白色になるように1単位量が定められている．**X**, **Y**, **Z** を混色させる量をそれぞれ $X$, $Y$, $Z$ とすると，任意の色 **C** は，

$$C \equiv X\mathbf{X} + Y\mathbf{Y} + Z\mathbf{Z} \qquad (1)$$

と表すことができる．記号≡は等色を表し，混色させる量 $X$, $Y$, $Z$ を**三刺激値**とよぶ．

　対象の大きさ（視角）によって人が見る色の感覚は変化する．XYZ 表色系は，視角が約1°～約4°の範囲の視野に適用される．$X_{10}Y_{10}Z_{10}$ **表色系**は，視角が4°を超える視野に適用される．以下，XYZ 表色系について説明する．

### (a) 等色関数

　可視光の波長全域において，それぞれ等しい放射束をもつ単色光刺激と等色するのに必要な三刺激値 $X$, $Y$, $Z$ を求めたものを**等色関数**とよび，$\bar{x}(\lambda), \bar{y}(\lambda), \bar{z}(\lambda)$ で表す．等色関数を図4·6に示す．$\bar{y}(\lambda)$ は，**標準分光視感効率** $V(\lambda)$ に等しい．

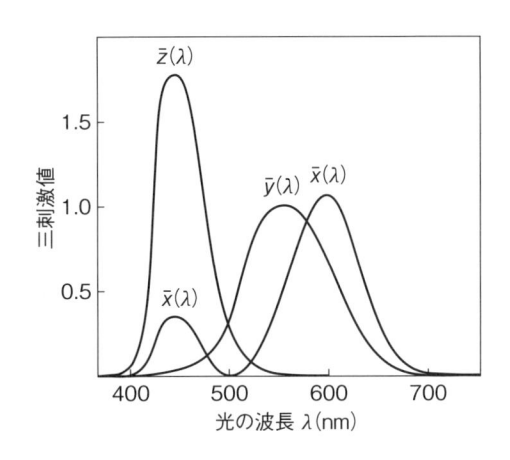

図4·6　等色関数

### (b) 三刺激値

光源色の三刺激値と物体色の三刺激値の定義は異なる．光源色の三刺激値は式(2)により求めることができる．

$$\left. \begin{array}{l} X = k \int_{380}^{780} S(\lambda)\bar{x}(\lambda)d\lambda \\ Y = k \int_{380}^{780} S(\lambda)\bar{y}(\lambda)d\lambda \\ Z = k \int_{380}^{780} S(\lambda)\bar{z}(\lambda)d\lambda \end{array} \right\} \quad (2)$$

ここで，$S(\lambda)$：対象の分光分布，$k$：比例定数である．$k$に式(3)の値を用いると$Y$が測光量を表すことになる．

$$k = 683 \text{ lm/W} \quad (3)$$

物体色の三刺激値は式(4)により求めることができる．

$$\left. \begin{array}{l} X = K \int_{380}^{780} S(\lambda)\rho(\lambda)\bar{x}(\lambda)d\lambda \\ Y = K \int_{380}^{780} S(\lambda)\rho(\lambda)\bar{y}(\lambda)d\lambda \\ Z = K \int_{380}^{780} S(\lambda)\rho(\lambda)\bar{z}(\lambda)d\lambda \end{array} \right\} \quad (4)$$

ここで，$S(\lambda)$：対象を照明する光の分光分布，$\rho(\lambda)$：対象の分光反射率，$K$：比例定数である．$K$に式(5)の値を用いると**完全拡散反射面**の$Y$が100となり，$Y$は**視感反射率**を表すことになる．

$$K = \frac{100}{\int_{380}^{780} S(\lambda)\bar{y}(\lambda)d\lambda} \quad (5)$$

### (c) 標準の光

照明する光の分光分布が変化すると物体色の三刺激値$X$，$Y$，$Z$も変化するため，客観的に色を表示することができない．**標準の光**は国際照明委員会（CIE）が相対分光分布を規定した測色用の光で，**標準の光A**および**標準の**

光 $D_{65}$ がある．標準の光 A は 2856K の黒体の発する光であり，タングステン電球で照明された色を表示する目的で定められた．標準の光 $D_{65}$ は相関色温度 6504K の紫外放射を含む平均昼光に相当し，昼光で照明された物体の色の表示に用いられる．標準の光 A および標準の光 $D_{65}$ の相対分光分布を図 4·7 に示す．

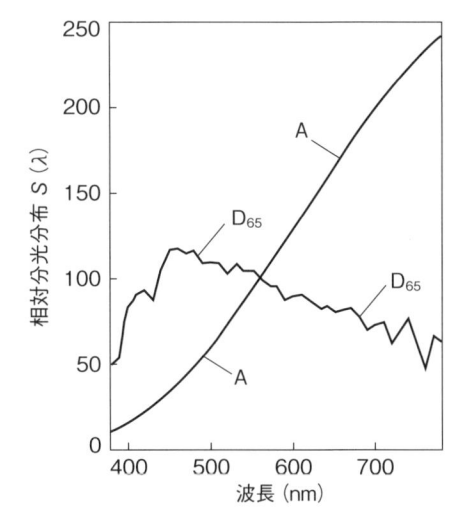

図 4·7 標準の光の相対分光分布

**(d) 色度座標**

三刺激値 $X$, $Y$, $Z$ は光の強さによって値が変わるので，そのまま色の表示に用いることができない．そこで式(6)により規格化した**色度座標** $x$, $y$, $z$ が定められている．

$$\left.\begin{array}{l} x = \dfrac{X}{X+Y+Z} \\ y = \dfrac{Y}{X+Y+Z} \\ z = \dfrac{Z}{X+Y+Z} \\ x+y+z=1 \end{array}\right\} \quad (6)$$

$x$, $y$, $z$ のうち，二つの値を定めれば残りの一つの値は決まる．したがって，一般に色度座標 $x$ と $y$ によって色を表示する．ただし，物体色の色の表示は，原則として $Y$ を付して $Y$, $x$, $y$ と連記する[3].

例：$Y_A = 38.5$　$x = 0.324$　$y = 0.303$

　　$Y_{D65} = 33.6$　$x = 0.404$　$y = 0.278$

例の添字 A および D65 は標準の光の種類を表す．光源色の場合は $x$, $y$ のみを連記する．

　色度座標 $x$, $y$ による二次元平面を **$xy$ 色度図**という．図 4・8 に示す色度図の外側の曲線部分は，**単色光刺激**を表す点の軌跡であり，**スペクトル軌跡**という．直線部分は，波長がほぼ 380 nm と 780 nm の単色光刺激の加法混色を表し，**純紫軌跡**という．すべての色は，ヨットの帆のような形をしたスペクトル軌跡と純紫軌跡で囲まれた領域内の点で表される．図 4・8 のなかの区分は光源色の色名と色度座標との関係を示す．

　色を指定するときには色度座標や色度図を用いると正確であり便利である．例えば，**CIE** の勧告で決められている視覚信号の色は，色度図を用いてその領域が指定されている（付録の図 1 参照）．

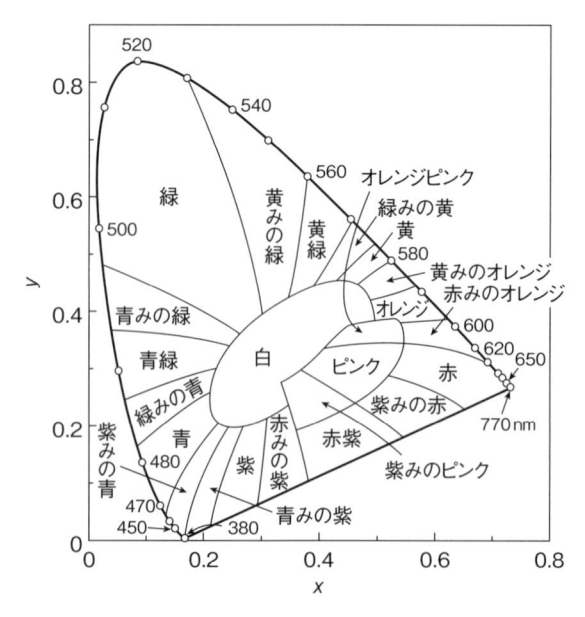

図 4・8　$xy$ 色度図（口絵 2 参照）

## 2.3 均等色空間

知覚される色の隔たりを**色差**といい，二つの色の差を見分けられる最小の色差を**色弁別閾**という．図 4·9 の楕円は，$xy$ 色度図上における色弁別閾の 10 倍の大きさを表している．色弁別閾が円にならず楕円になっていることや楕円の大きさが色度座標の位置により異なっていることは，色度図上の距離が色差と一致しないことを示している．$XYZ$ 表色系は色を数量的に正確に表すことができるが，色差を表すのには適さない．色差を表示できるように意図したものが**均等色空間**であり，代表的なものとして，**CIE$L^*u^*v^*$ 色空間**と **CIE$L^*a^*b^*$ 色空間**がある．これらの均等色空間は一般には物体色のみに適用される．

### (a) CIE$L^*u^*v^*$ 色空間

$L^*$ は明るさを $u^*$，$v^*$ は色みを表し，それぞれ式(7)によって定義する．

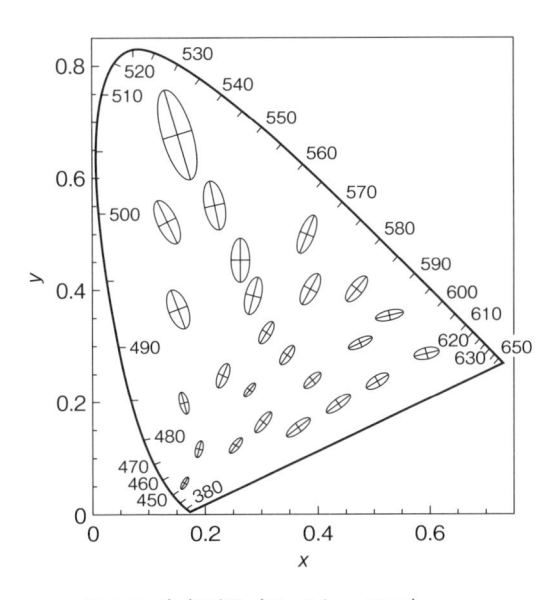

図 4·9　色弁別閾（MacAdam, 1942）

$$\left.\begin{array}{l} L^* = 116\left(\dfrac{Y}{Y_n}\right)^{1/3} - 16 \\ u^* = 13L^*(u' - u_n') \\ v^* = 13L^*(v' - v_n') \\ u' = \dfrac{4X}{X + 15Y + 3Z} \\ v' = \dfrac{9Y}{X + 15Y + 3Z} \\ u_n' = \dfrac{4X_n}{X_n + 15Y_n + 3Z_n} \\ v_n' = \dfrac{9Y_n}{X_n + 15Y_n + 3Z_n} \end{array}\right\} \quad (7)$$

ここで,$X$, $Y$, $Z$:$XYZ$表色系における三刺激値,$X_n$, $Y_n$, $Z_n$:完全拡散面の$XYZ$表色系における三刺激値である.ただし,$Y/Y_n < 0.008856$の場合は$L^* = 903.29(Y/Y_n)$とする.

色差は式(8)によって求める.

$$\Delta E_{uv}^* = \sqrt{(\Delta L^*)^2 + (\Delta u^*)^2 + (\Delta v^*)^2} \quad (8)$$

ここで,$\Delta L^* = L_2^* - L_1^*$, $\Delta u^* = u_2^* - u_1^*$, $\Delta v^* = v_2^* - v_1^*$ であり,添字1, 2 はそれぞれ色差を求めようとする対象1と対象2を表す.

### (b) CIE$L^*a^*b^*$ 色空間

$L^*$は明るさを,$a^*$, $b^*$は色みを表し,それぞれ式(9)によって定義する.

$$\left.\begin{array}{l} L^* = 116\left(\dfrac{Y}{Y_n}\right)^{1/3} - 16 \\ a^* = 500\left[\left(\dfrac{X}{X_n}\right)^{1/3} - \left(\dfrac{Y}{Y_n}\right)^{1/3}\right] \\ b^* = 200\left[\left(\dfrac{Y}{Y_n}\right)^{1/3} - \left(\dfrac{Z}{Z_n}\right)^{1/3}\right] \end{array}\right\} \quad (9)$$

ここで,$X/X_n$, $Y/Y_n$, $Z/Z_n$ はいずれも 0.008856 より大きい値とする.

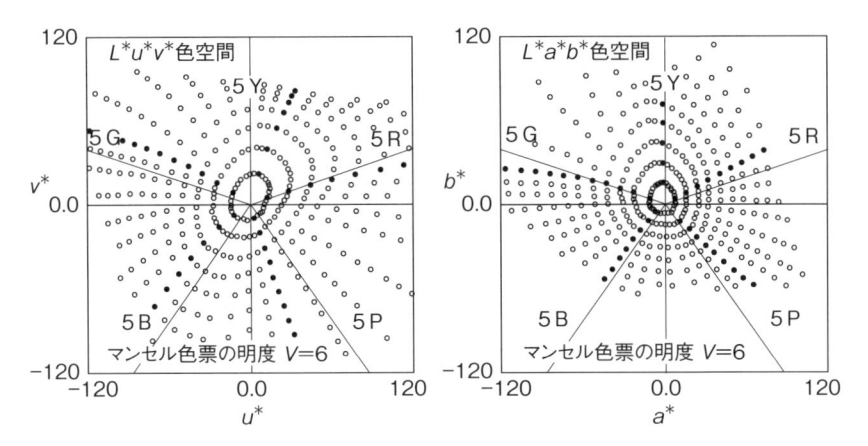

図4・10 CIE$L^*u^*v^*$色空間とCIE$L^*a^*b^*$色空間におけるマンセル色票（明度 $V = 5$）の座標（池田，2003）

色差は式(10)によって求める．

$$\Delta E^*_{ab} = \sqrt{(\Delta L^*)^2 + (\Delta a^*)^2 + (\Delta b^*)^2} \qquad (10)$$

ここで $\Delta L^* = L_2^* - L_1^*$, $\Delta a^* = a_2^* - a_1^*$, $\Delta b^* = b_2^* - b_1^*$ であり，添字1，2はそれぞれ色差を求めようとする対象1と対象2を表す．

マンセル色票（明度 $V = 5$）の CIE$L^*u^*v^*$ **色空間**と CIE$L^*a^*b^*$ **色空間**における座標を図4・10に示す．完全ではないが同一彩度の色相環がほぼ円形になっており，不均等性が改善されている．

## 3 測 色

服飾，印刷，塗装，標識，視覚信号などの多くの分野においては色を正確に測定することが求められている．物体表面や光源などの色を測定することを**測色**といい，**刺激値直読方法**と**分光測色方法**がある．

## 3.1 刺激値直読方法

三種類のフィルタを用いた**光電色彩計**により，三刺激値を直接測定する方法である．光電色彩計の分光感度が等色関数 $\bar{x}(\lambda)$，$\bar{y}(\lambda)$，$\bar{z}(\lambda)$ と近似するように作られている．しかし，実際上は光電色彩計の分光感度を等色関数と完全に一致させるのは技術的に難しく，精度がやや劣る．高度な色の解析には適しているとはいえないが，一般に測定器は小型で手軽である．**照度計形色彩計**，**輝度計形色彩計**などがある．

## 3.2 分光測色方法

**回折格子**などを用いた分光器により物体からの反射光や光源の分光分布を測定し，図4・6で示した等色関数を用いて三刺激値を計算により求める方法である．分光測色方法による測色は，精度が高く高度な色の解析に適している．測定装置の一例として分光放射照度計を図4・11に示す．

物体の色は見る方向や照明する方向によって違ってくる．物体色を測定する場合，センサで受光する方向と光源によって照明する光の入射方向の条件が定められている．測定対象の法線に対して 45° の角度から照明し法線方向で受光する方法，測定対象の法線方向から照明し法線に対して 45° の角度で受光する方法などがある．

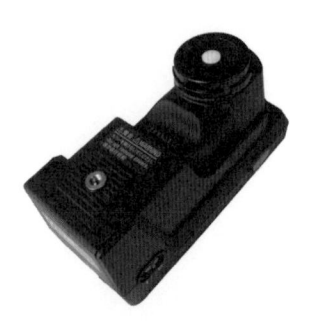

図4・11　分光放射照度計

# 4. 色の見え方

## 4.1 周辺視での色の見え方

人の視野は片眼で耳側に90°以上，鼻側に50°程度広がっているが，色が正確に見える範囲は非常に狭く中心窩とその近傍である．視野の周辺にいくにしたがって色の識別が困難になっていく．視野の周辺で色が見えていないことには気付きにくいが，色の付いた大きなものや灯火を視線をずらして見ることによって確認できる．それらのものから視線をずらしていくと，色が徐々にわからなくなっていく．特に緑や赤が周辺視で色覚がなくなりやすく，20～30°付近から色がわからなくなる．

色の識別を担っている錐体は中心窩に多く分布しているが，網膜の周辺にいくにしたがって減少していく．周辺視で色覚がなくなることは，網膜での錐体の分布と関係していると考えられている．

## 4.2 点光源の色の識別

波長の異なる光を並べて提示した場合，それらの色の違いを識別するためにはどれくらい波長が異なっている必要があるであろうか．図4·12に示すように，大きさが十分に大きい面光源の場合，緑と青の境界付近である500 nmや赤と黄の境界付近である600 nmでは，およそ1 nm波長が異なっていれば色の差を識別できる．しかし大きさ（視角）が

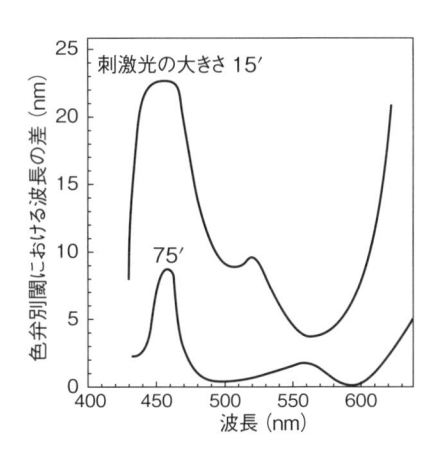

**図4·12　刺激光の大きさと波長の弁別閾（日本視覚学会，2000）**

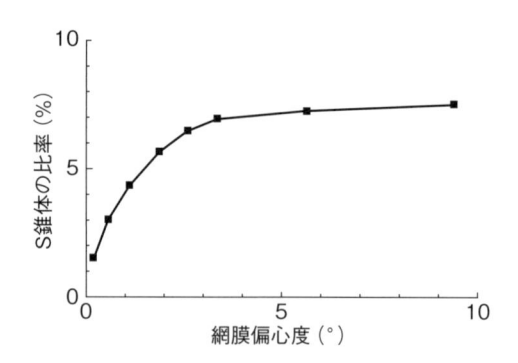

図4・13　網膜位置におけるS錐体の比率（Curcio et al, 1991）

小さくなるにしたがって識別しにくくなり，視角が15′になると500 nmや600 nm付近で色を識別するためにはおよそ10 nm異なっている必要がある．

　図4・13に網膜位置におけるS錐体の比率を示す．S錐体は中心窩やその近傍では密度が低くなっている．中心窩の中心部分（**中心小窩**）では，S錐体は存在しない．そのため小さな青色の刺激は視線方向で識別しにくい．

　灯火信号は観測距離が長くなることにより，視角は小さくなり，点光源として見えることが多い．点光源になるとさらに色の識別が困難になる．また，短時間に確実に識別することが要求されるために，使用できる光色の数を少なくし，一般に赤，黄，緑，青，白の5色を用いている．

### 4.3　色覚異常

　色覚異常の発生率は，日本人の場合男子約5％，女子0.2％といわれている．色覚異常は，主に3種類ある錐体のうち一部が少ないかまたは欠けることによって発生する．性染色体として男子は**X染色体**と**Y染色体**を一つずつもち，女子は二つのX染色体をもっている．色覚異常の遺伝子はX染色体に存在する．男子では，一つしかないX染色体の遺伝子が色覚異常の場合，色覚異常となる．しかし女子では，二つもっているX染色体のうちどちらかが正常であれば，色覚異常とはならない．このことが男子と女子で色覚異常の

## 4. 色の見え方

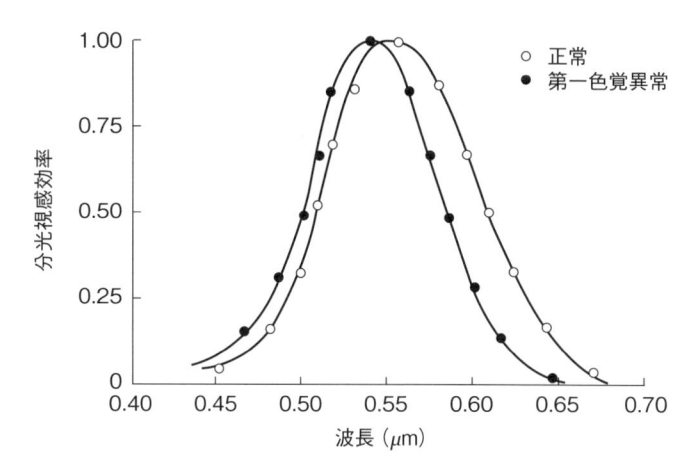

**図 4·14** 色覚異常者の分光視感効率（McKeon *et al*, 1940）

出現率が異なる理由である．

　色覚異常者と正常者の光に対する感度や色の識別能力の違いを知っておくことは，いろいろな表示をデザインする場合や標識・信号を考える場合などで重要である．図 4·14 に**第一色覚異常者**（L 錐体が欠けている）と正常者の分光視感効率を示す．第一色覚異常者の分光視感効率は短波長側にずれ，長波長の感度が低くなっている．このように色覚異常者は，波長に対する感度が正常者と異なる．

　正常者に異なって見える二つの色が，色覚異常者には同じ色に見える場合がある．図 4·15 は，**第二色覚異常者**（M 錐体が欠けている）が同じ色に見える色度値を結んだものである．これから波長 700 nm から 530 nm の間（赤，黄，緑）の識別が困難であることがわかる．しかし，530 nm 以下については識別ができる．交通信号灯の青信号も，青に近い緑の領域の色を用いることにより，識別が容易になる．第一色覚異常者も第二色覚異常者とほぼ同じような特性をもっている．なお，**第三色覚異常者**（S 錐体が欠けている）はきわめて稀である．

　正常者が色覚異常者の色の見え方を知ることは難しいし，逆もまた同じで

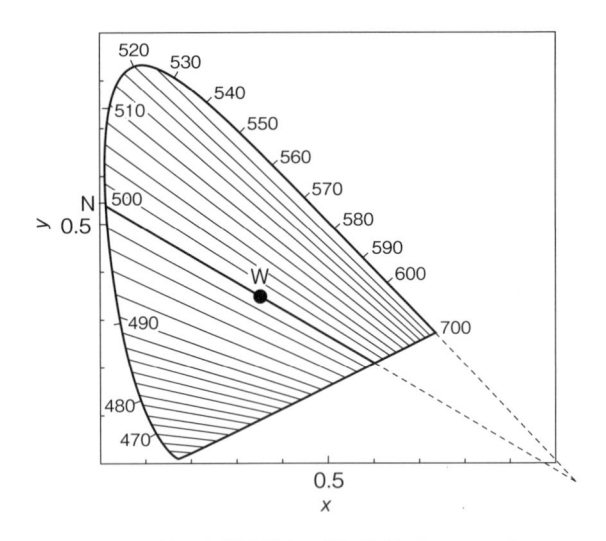

図 4・15　第二色覚異常者の混同色線（Pitt, 1935）

ある．380 nm から 780 nm までの単波長の光を順に見ていった場合，第二色覚異常者には，青から徐々に色みがなくなりやがて白く見え，さらに波長を長くすると黄色く見えるようになる．赤や緑の感覚は生じない．**白色点 W**を通る線がおよそ 500 nm と交わっているが，この付近の波長の光が白色に見えることになる．

　色覚異常者にも見やすい色使いをする「**カラーユニバーサルデザイン**」が求められている．例えば図 4・16 のような赤と黒の組み合わせは，色覚異常者には識別しにくい．これに文字に白い縁取りを付けたり，地の色に斜線などの模様を入れるとわかりやすくなる．

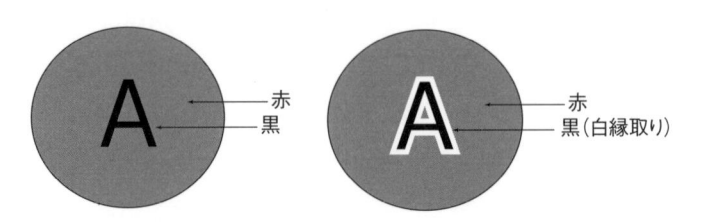

図 4・16　カラーユニバーサルデザインの例（口絵 2 参照）

## 4.4 色が距離感や大きさ知覚に及ぼす影響

観測者から同じ距離にあっても，色によって**距離感**が異なる．赤，オレンジ，黄が近くに見え，青が遠くにあるように見える．Oyamaら[10]の実験データによると，最も近く見える赤と最も遠く見える青とでは，距離に10％以上の差があるように知覚されることが示されている．赤，オレンジ，黄などを**進出色**，青を**後退色**とよんでいる．これは，**暖色**と**寒色**といわれる色の温度感覚と一致する．

同じ大きさのものを見ても，色の違いによって感じる大きさが異なって見える．この主な原因は明度にあるといわれており，色相や彩度による差は小さいとされている．すなわち，白や明度の高い黄色は実際より大きく見え，黒や明度の低い青や赤が小さく見える．

## 4.5 色温度

鉄を熱していくと徐々に赤く光り出してくる．温度を上げていくと鉄の表面はやがて黄色く明るくなり，さらに温度を上げると白く輝き出す．このように物体の表面温度と放射される光の色には一定の関係がある．黒体と同じ色度をもつ光源がある場合，その黒体の温度で光源の色度を表し，その温度を**色温度**（color temperature）という．**黒体**とは外部から入ってくる放射をすべて吸収する性質をもつ物体のことである．

主な光源の色温度としては，ロウソクが1920 K，一般照明用白熱電球が2850 K，**蛍光ランプ**（白色）が4200 K，天頂の太陽が6300 K，青空が12000 Kなどである．**白熱電球**の色温度は，その発光部である**フィラメント**の温度とほぼ等しい．フィラメントは**タングステン**という金属でできていて，融点が約3600 Kである．したがって白熱電球では，実用上3000 Kより高い色温度の光を作ることはできない．

一般に人は，色温度の低い赤みのある光を温かく感じ，色温度の高い青白

い光を涼しく感じる傾向がある．

## 4.6　色の明るさへの寄与

　彩度の高い色（**純度**の高い色光）は，同じ輝度の無彩色より明るく見える．これを**ヘルムホルツ・コールラウシュ効果**という．有彩色の明るさと無彩色（白色）を比較し，明るさが等しくなるように無彩色の輝度を調節する．そのときの有彩色の輝度を $L_T$，無彩色の輝度を $L_R$ とし，**B/L**（brightness to luminance ratio）を式(11)のように定義する．

$$\frac{B}{L} = \frac{L_R}{L_T} \quad (11)$$

　図4・17の色度図中の曲線に付された数値は $B/L$ を表す．黄色では小さく，青や赤で $B/L$ は高い値を示している．すなわち輝度が同じとき，特に青色や赤色は白色や黄色より明るく感じる．

　信号灯火の見え方には，中心視だけでなく周辺視における $B/L$ も影響す

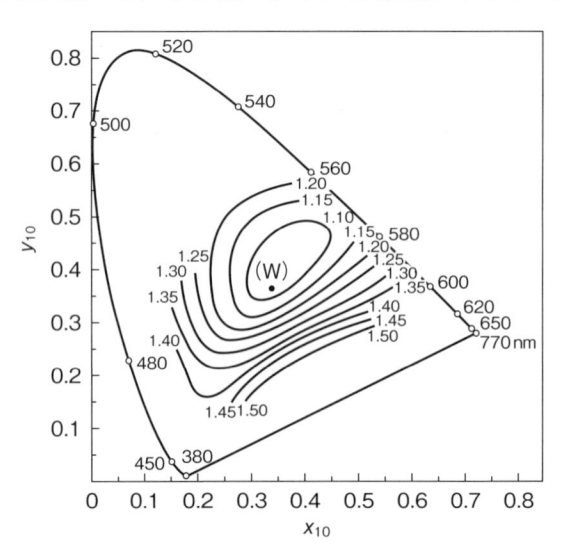

図4・17　*B/L*（Wyszecki *et al*, 1982）

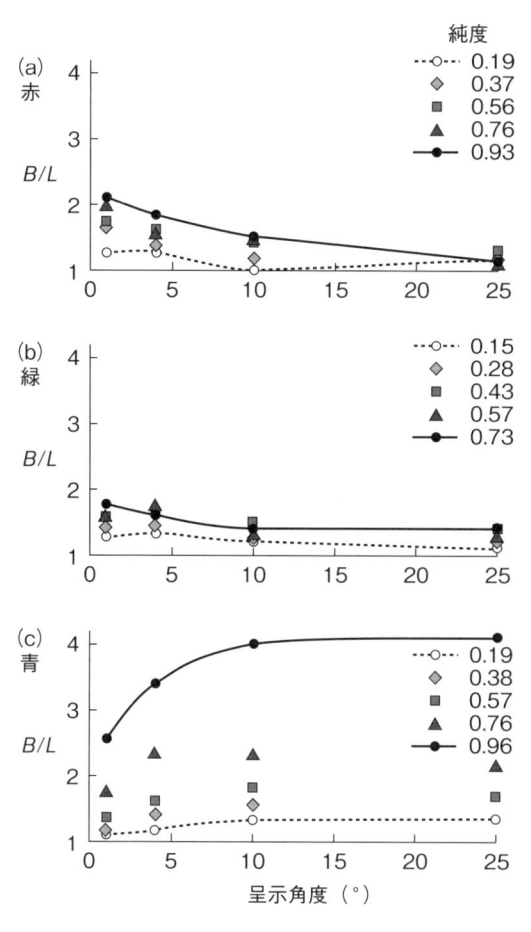

図 4・18 点光源の周辺視における $B/L$ （塩田ら，2014）

る．点光源とみなせる大きさの明滅光を用い，さまざまな呈示角度で明るさマッチング実験を行い，$B/L$ を求めた結果を図 4・18 に示す．背景輝度は $0.16\,\mathrm{cd/m^2}$ である．呈示角度が増加すると $B/L$ は赤で減少し，緑ではほとんど変化せず，青では増加する．その変化量は純度に影響を受けることが示された．

## 4.7 色と感情

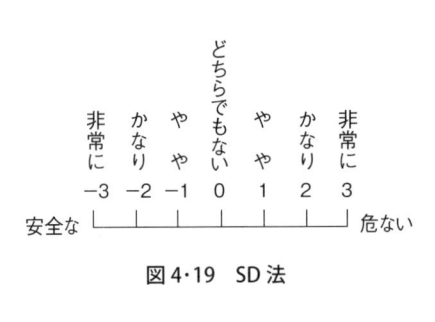

```
        ど
        ち
      や ら や
  非 か や で や か 非
  常 な や も や な 常
  に り や な や り に
        い
  -3 -2 -1 0  1  2  3
安全な ├──┼──┼──┼──┼──┼──┤ 危ない
```

図4·19　SD法

感情効果の分析には**セマンティック・ディファレンシャル法（SD法）**が広く用いられる．これは，図4·19に示すように意味が反対になる形容詞対を両極に置いた7段階または5段階の尺度を用い，複数の項目について評価を行うものである．

SD法を用いて，色が感情に及ぼす影響について調べた結果の一例を図4·20に示す．赤は「危ない」感情を引き起こし，緑は「安全な」感情を引き起こす．信号や標識にはこの効果と合うような色がそれぞれ使われている．一般に暖色である赤や黄色は「危ない」，「嬉しい」，「不安定な」などの興奮的な感情をもたらし，寒色である青は「安全な」，「悲しい」，「安定な」などの平静なまたは沈んだ感情をもたらす．

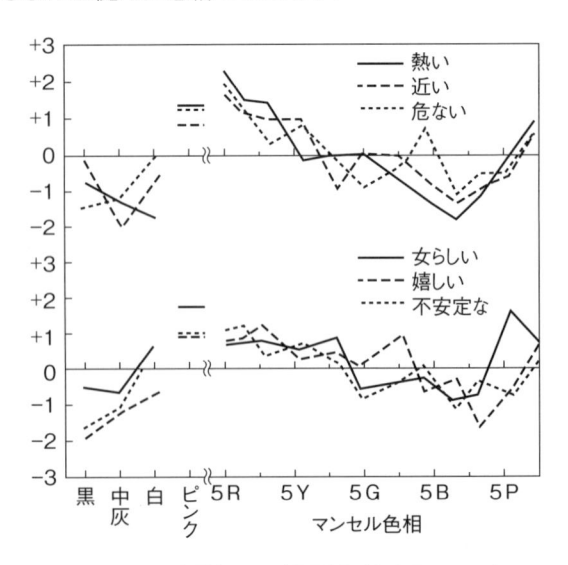

図4·20　色が感情に及ぼす影響（大山ら，1963）

## 4.8 LED 照明と演色性

LED（Light Emitting Diode）の原理を図 4·21 に示す．LED は pn 接合された半導体素子であり，順方向に電圧を加えると，注入された電子と正孔が接合付近で結合し，結合エネルギーが光として放出される．実用的な可視光（赤色）LED は 1970 年代に製造されるようになった．高輝度の**青色 LED** の開発はなかなか進まなかったが，1993 年にようやく実現した．それにより，1996 年に照明用**白色 LED** が開発された．

従来の LED から照明用の白色光を作る方法はいくつかあるが，現在主流となっているのが，図 4·22 に示すような青色 LED と黄色蛍光体を組み合わせたものである．LED チップから放出された青色光の一部により**蛍光体**が励起され，そこから黄色光が放出される．青色と黄色は補色関係にあり，LED チップから放出された青色光と蛍光体から放出される黄色光が混ざると白色になる．

このほかに，RGB の三種類の LED を組み合わせたものや**紫外 LED** と蛍光体を組み合わせたものなどがある．青色 LED と黄色蛍光体を組み合わせる方法はほかの方法に比べ発光効率が高いために普及が進んでいる．

LED 照明が注目されるようになった最大の理由は，従来の光源に比べて省エネで，発光効率がよくなったからである．**発光効率**の単位は lm/W で

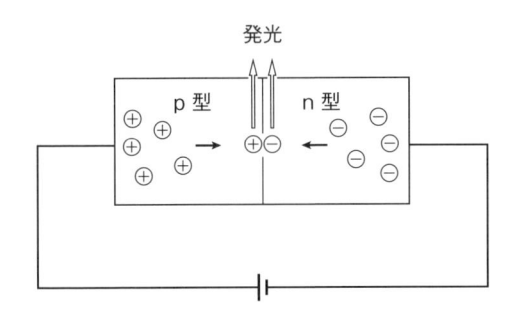

**図 4·21　LED の原理図**

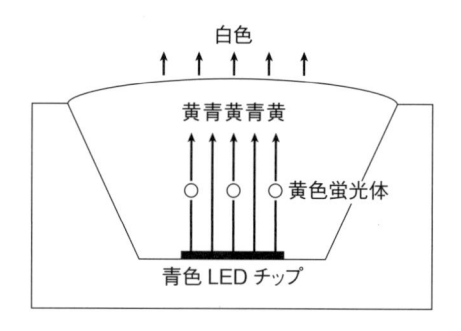

図 4・22　照明用白色 LED の原理図

あり，これはランプから放出される全光束をランプの消費電力で割った値である．わかりやすくいうと，同じ電力でどれだけ多くの光を放出できるかを示す指標である．白熱電球の発光効率は約 10 lm/W，直管型 Hf 蛍光ランプは約 100 lm/W である．これに対して，白色 LED では Hf 蛍光ランプを上回るものが製品化されている．単色光で色の見え方の悪い**低圧ナトリウムランプ**（約 140 lm/W）を除いて，ほかの光源を上回っている．

　光源からどのような波長の光が出ているのかを表すのが，**分光分布**（単位波長当たりの放射量の波長に対する分布）である．白熱電球と LED 照明の分光分布の測定例を図 4・23 に示す．

　**演色**とは，照明光が物体の色の見え方に及ぼす影響のことである．物体が水銀ランプや蛍光ランプで照らされたときと太陽光で照らされたときでは色が異なって見えることがある．光源の色が同じ白色でも，光の組成が異なるとものの色の見え方が違ってくる．演色（colour rendering）という言葉が使われるようになったのは，第二次世界大戦後 蛍光灯が一般に普及するようになってからである．それまでは主に燃焼や白熱電球などの**演色性**のよい光源が使われており，色の見え方が問題になることはなかった．

　光源の演色の良し悪しは**平均演色評価数**を指標にする．基準光（黒体放射または **CIE 昼光**）下での色の見え方とのズレの度合いを数値化し，100 が最上で，演色性が悪くなるにしたがって数値が下がる．平均演色評価数は，白

4. 色の見え方

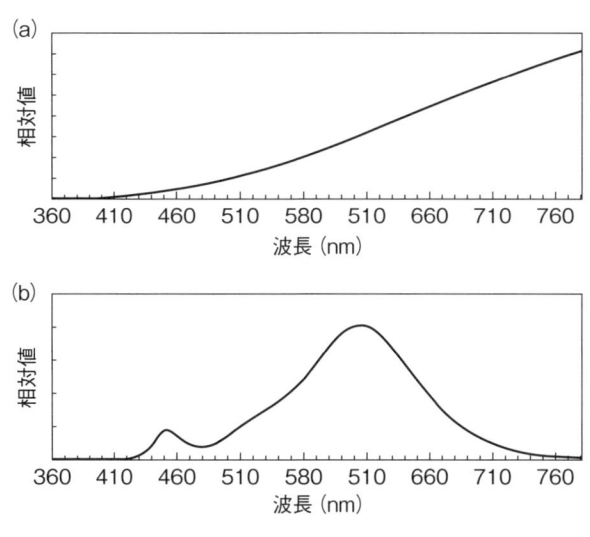

**図 4·23 白熱電球と LED 照明の分光分布**
(a) 白熱電球　(b) LED 電球（電球色）

熱電球が 100, 一般的な蛍光ランプの平均演色評価数が 60 〜 88 程度である. 基準光には, **相関色温度**が 5000 K 未満のときはそれに近い色温度の黒体放射が選ばれる. 白熱電球は黒体放射とほぼ同じ相対分光分布をもっており, 基準光との色ズレがおきないため, 白熱電球の平均演色評価数は 100 になる.

それらに対して, LED 照明の演色性はやや劣っていた. 一般の住宅では平均演色評価数 80 以上が望まれるが, 一部の LED 照明ではそれを満たしていない. 特に LED 照明には赤色の光が不足する特性があり, 肉や魚など赤みの食品の色の見え方が不十分になりがちであった（口絵 1 参照）. 自然な色で見えるかどうかは, 見た目も大事な料理の味を左右する. ただ最近では, 不足していた赤領域の蛍光体を追加するなどして改善が進み, 高演色に設計されたものでは平均演色評価数 90 以上が実現している.

### 演習問題

1) 若葉は黄緑色をしている．人の目にそれが黄緑色をしているように見える仕組みについて説明せよ．
2) 右記の四つの○（押しボタン）を相互にわかりやすくするためには，それぞれをどのような色で表示すればよいか．ただし，色覚異常の人にも容易に識別できるように配慮せよ．また，必要に応じて，線などを追加せよ．
3) 赤色と青色について見え方や印象の違いを説明せよ．


### 参考文献

[1] Smith, V. C. and Pokorny, J. Spectral sensitivity of the foveal cone photopigments between 400 and 500 nm. *Vision Res.*, Vol.15, No.2, p.161-171(1975)
[2] Hurvich, L. M. Color Vision. Sinauar Associates Inc.(1981)
[3] JIS Z 8722(色の測定法－反射及び透過物体色)
[4] MacAdam, D. L. Visual sensitivities to color differences in daylight. *J. Opt. Soc. Am.*, Vol.32, p.247-273(1942)
[5] 照明学会編. 照明ハンドブック 第2版. オーム社, p.50(2003)
[6] 日本視覚学会編. 視覚情報処理ハンドブック. 朝倉書店, p.117(2000)
[7] Curcio C. A., *et al*. Distribution and morphology of human cone photoreceptors stained with anti-blue opsin. *J. Comp. Neurol.*, Vol.312, p.610-624(1991)
[8] McKeon, W. M. and Wright, W. D. The characteristics of protanomalous vision. *Proc. Phys. Soc.*, Vol.52, p.464-479(1940)
[9] Pitt, F. H. G. Characteristics of dichromatic vision. *Spec. Rep. Ser.*, No.200, Med. Res. Coun., London(1935)
[10] 大山正. 色彩心理学入門. 中央公論新社, p.203(1994)
[11] Wyszecki, G., Stiles, W. S. Color science: concepts and methods, quantitative data and formulae. Wiley(1982)
[12] 塩田 他. 網膜偏心度と色純度が点光源のB/L比に及ぼす影響. バイオメディカル・ファジィ・システム学会誌, Vol.16, No.1, p.85-90(2014)
[13] 大山正 他. 日米学生における色彩感情と色彩象徴. 心理学研究, Vol.34, No.3, p.109-121(1963)

# 5章
# 可読性

　可読性は，文字や記号の読みやすさや認識の容易さの程度をいう．視力の高い中心視がその役割を担っている．可読性は，文字の属性である大きさ，種類，色とともに照度，背景，動きなどの影響を受ける．条件によってどのような文字を用いると可読性が高くなるであろうか．

## 1　照度と文字の読みやすさの関係

　細かい文字を暗いところで読むのは難しい．照度を上げていくと読みやすくなる．また，同じ照度なら文字が大きくなるにしたがって読みやすくなる．図5・1は照度や文字の大きさと読みやすさの関係を示したものである．10.5ポイントの文字の大きさ（高さ）は約3 mmであるが，観測距離30 cmからこの大きさの文字がだいたい普通に読める照度の範囲は，およそ50～1000 lxである．精密工場や製図室など細かいものを見る場所では，高い照度を必要とする．また，照度を低く設定しているレストランのメニューは大きな字で書いたほうが良い．

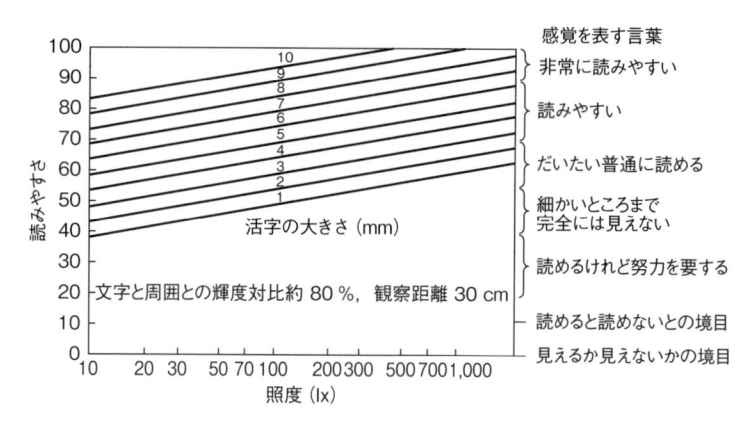

図 5·1 照度と文字の読みやすさの関係（印東ら，1965）

## 2　文字の大きさと線の太さによる視認距離の変化

　黒板に白いチョークで書いた文字と白板に黒いマーカーで書いた文字はどちらが読みやすいであろうか．図 5·2 に，「黒背景に白文字」と「白背景に黒文字」について線の太さと**判読距離**の関係を示す．文字の高さは 80 mm

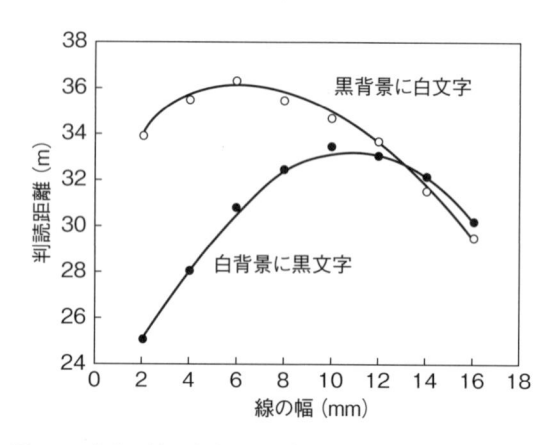

図 5·2　文字の線の太さによる判読距離の変化（吉岡，1971）

である．線の幅が太いときは「黒背景に白文字」と「白背景に黒文字」の判読距離に差がないが，線の幅が細いときは「黒背景に白文字」のほうが「白背景に黒文字」より遠くから読み取ることができる．「黒背景に白文字」も「白背景に黒文字」も最も読みやすい線の幅があり，「黒背景に白文字」は文字高の 7.7%，「白背景に黒文字」は文字高の 12.5% のとき判読距離が最も大きくなる．

## 3 文字の種類による比較

　英語圏で用いられるローマ字に比べて日本語に用いられる漢字は複雑であり，ローマ字より大きくないと読めない．図 5・3 はひらがな，漢字，ローマ字大文字，ローマ字小文字を 2.5 m の距離から観測した結果である．認知閾（正答率 50%）は，漢字 14.2 ポイント，ローマ字小文字 13.0 ポイント，ひらがな 11.1 ポイント，ローマ字大文字 10.4 ポイントであった．同じポイン

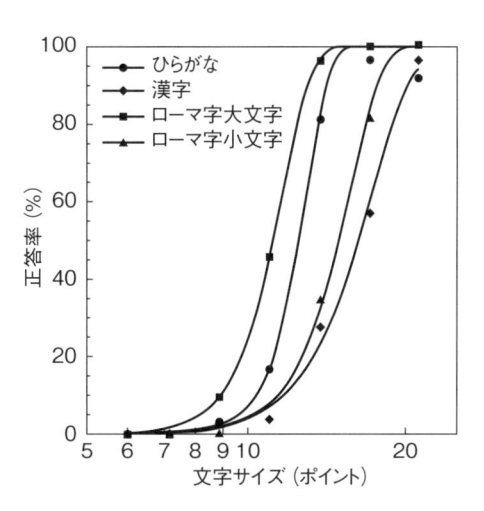

図 5・3　文字認知と大きさ（小田ら，1995）

ト数でも漢字は大きく，ローマ字は小さく印刷される．認知閾での字の大きさを比較すると，漢字は視角で6.25′，ひらがな4.41′，ローマ字大文字3.35′，ローマ字小文字2.79′となる．これより，等しい可読性を得るためには，漢字はローマ字の約2倍の大きさを必要とすることがわかる．

## 4 視標速度と視力の関係

　人が動いている視対象物を目で追っているとき，その視力を**動体視力**という．Methlingらが水平に運動するランドルト環を用いて中心視の動体視力を求めた結果を図5・4に示す．視標が動き出すとその速度（角速度）の増加とともに動体視力は低下する．視標の速度が50°/sでは，視力は視対象物が静止しているときと比べて視力は1/2近くまで低下するが，その後100°/s付近まで視力の変化は小さい．さらに視標の速度が大きくなると人の目は視標を追えなくなり，視力の低下が激しくなる．

　スポーツ選手と非スポーツ選手の動体視力について調べた結果を図5・5に示す．横軸はランドルト環の切れ目の幅(′)を，縦軸はランドルト環の切れ目の方向を識別できる角速度(°/s)を表している．ランドルト環が大きいと

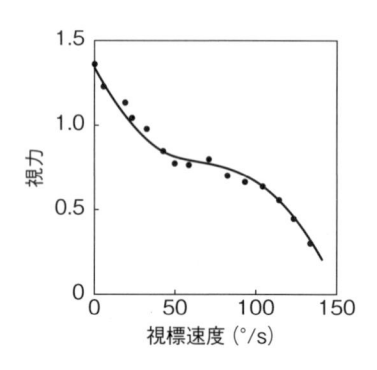

**図5・4　視標速度と視力の関係（Methling *et al*, 1968）**

4. 視標速度と視力の関係　　　　73

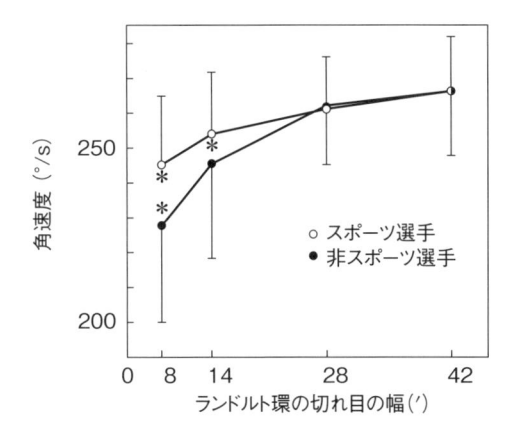

**図 5・5　スポーツ選手と非スポーツ選手の動体視力の差異**（Ishigaki et al, 1993）

きは両者に差がないが，ランドルト環が小さくなるとスポーツ選手と非スポーツ選手の差は大きくなる．日頃 高速で動くボールを見ているスポーツ選手は，一般の人に比べ小さい視標に対して動体視力がよいことがわかる．

視標を目で追わずに，一点を**固視**した場合のコントラスト感度を Ecroles らが求めている．その結果を図 5・6 に示す．これによると，視標が静止して

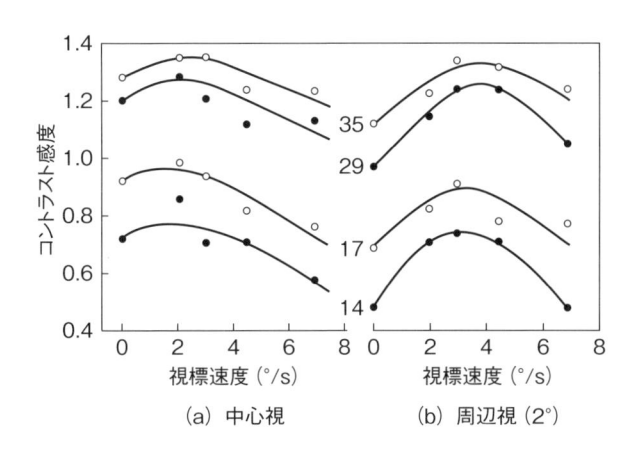

(a) 中心視　　　　　　(b) 周辺視 (2°)

**図 5・6　視標速度とコントラスト感度の関係**（Ecroles et al, 1968）
図中の曲線に付された数字はランドルト環のギャップの大きさ(′)

いるときよりも 2 〜 4°/s で運動しているときのほうがコントラスト感度は高くなる．すなわち，視標を目で追っていないとき，視対象物が止まっているよりはわずかに動いているほうがよく見える．この特性は，中心視と周辺視（2°）でほぼ同じ傾向を示す．

## 5 時間周波数と空間周波数

**時間周波数**と**空間周波数**（P.112 参照）の感度の関係を図 5・7 に示す．時間周波数が低い領域において高空間周波数の感度が高くなる．すなわち，時間的にゆっくり変動するもの または静止している場合は，細かいものまで見ることができる．また，空間周波数が低い領域において高時間周波数の感度が高くなる．すなわち，表示されたものが粗い場合は，時間的に速く変動するものまで見ることができる．

**色コントラスト**に対する感度は，時間周波数，空間周波数ともに**輝度コントラスト**の感度に比べて低くなっている．色コントラストは，誘目性を高く

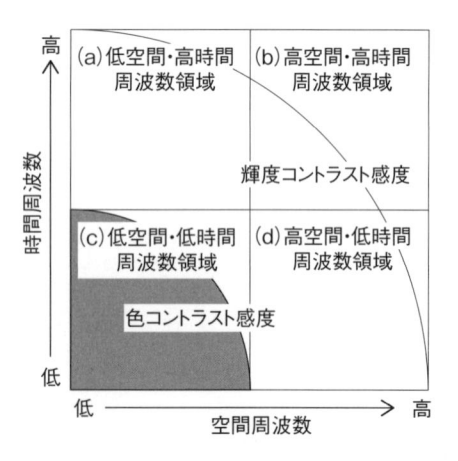

図 5・7　周波数領域における人間の分光視感効率分布（舟川，2000）

したいもので，時間的にゆっくり変動するかまたは静止していて，粗いものを表示するのに適している．時間周波数の高いものや空間周波数の高いものは輝度コントラストを高くすると見やすくなる．

## 6 色による可読性の比較

図5・8に純色の視認距離を示す．**純色**とは各色相で彩度が最高となる色をいう．背景が白の場合，紫や青の視標の可視性が高く，黄の可視性が低くなるが，その差はあまり大きくない．背景が黒の場合，逆に黄の視標の可視性が高く，紫や青の可視性が低くなる．照度の高い条件において最も高い可視性が得られる視標の色は，黒背景に黄である．このように黄色と黒の組み合わせは可視性が高く，また黄色が一般に注意を表す色であることから，図5・9に示すように道路標識や飛行場の情報表示板などいろいろなところに多

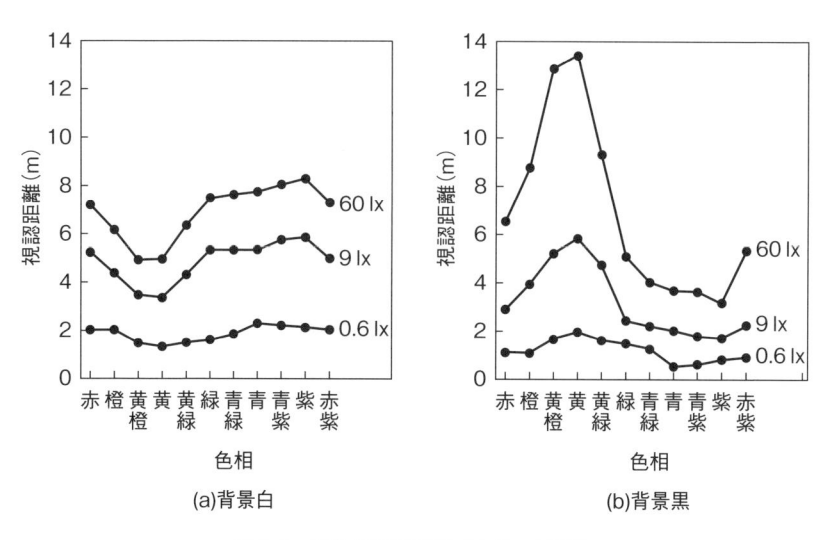

(a)背景白　　(b)背景黒

図5・8　純色の視認距離（大島，1953）

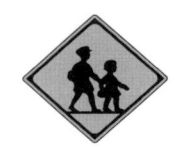

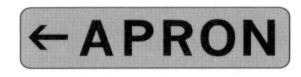

**図 5・9 黄色と黒を組み合わせた道路標識や飛行場の情報表示板の例**

く用いられている．

明度差，彩度差および色相差の総合したものによって可視性や可読性が決まると考えられる．しかしこれらの結果が示すように，一般に可視性や可読性には彩度や色相より明度の差が大きく影響する．

演習問題

1) 白地に黒文字で書くとき，読みやすくするためには文字の線の太さをどうすればよいか．
2) 輝度コントラスト感度に対する色コントラスト感度の特徴を述べよ．

参 考 文 献

[1] 印東太郎, 河合悟. 適正照度に関する心理学的実験. 照明学会雑誌, Vol.49, No.2, p.52-63 (1965)
[2] 吉岡昭雄. 道路標識のみえ方などについて. 自動車技術, Vol.25, No.2, p.174-179 (1971)
[3] 小田浩一, 今橋真理子. 文字認知の閾値と読みの閾値. *Vision*, Vol.2, p.165-168 (1995)
[4] Methling, D. and Wernicke, J. Sehscharfe des auges bei horizontalen folgebewegungen. *Vision Res.*, Vol.8, No.5, p.555-565 (1968)
[5] Ishigaki, H. and Miyao, M. Differences in dynamic visual acuity between athletes and nonathletes. *Perceptual and Motor Skills*, Vol.77, p.835-839 (2013)
[6] Ercoles, A.M. and Zol, M.T. Contrast threshold for moving Landolt rings. *Atti Fond. G. Ronchi.*, Vol.23, p.515-525 (1968)
[7] 舟川政美. 文字の可読性に関する実験的研究. 照明学会誌, Vol.84, No.11, p.785-792 (2000)
[8] 大島正光. "色彩の生理、心理学". 上田武人編. 色彩調節. 技報堂 (1953)

# 6章
# 信号や標識の見え方

　交通機関では各種の信号灯火や標識が使われている．それらの見え方の良し悪しは，安全性に直接かかわる重要な問題である．昼間の天候のよいときだけでなく，夜間や悪天候時，特に霧や雨などによる低視程時の見え方を理解しておく必要がある．

## 1 視認性

　図6・1に示すように，**視認性**（visibility）とは**可視性**（visibility），**可読性**（legibility）および**誘目性**（conspicuity）を含み，対象の存在を認める，またはその性質を認識するときの容易さの程度をいう．可視性は，対象の見えやすさの程度をいい，対象の輝度対比や大きさの相違による見えやすさの程度を表すのに用いられるが，信号灯火の目立つ程度や見つけやすさを示すためには用いられることはない．可読性は，文字や記号の読みやすさや認識の容易さの程度をいう．これは視力の高い**中心視**がその役割を担う．誘目性は，周辺環境のなかでどのくらい目立って見えるかを示す，光源または対象物の性質をいう．したがって周辺視野が関係してくる．
　**周辺視**は動くものや変化するものに対して感度が高い．この特性は，獲物

視認性 { 可視性(度)……中心視，周辺視野
　　　　 可読性……中心視野
　　　　 誘目性……周辺視野

**図 6・1　視認性と視野**

や敵を発見するのに役立ってきたと思われる．店の看板や緊急自動車に明滅光が使われているのは，雑多な風景のなかで目立たせるのに有効である．また，色には誘目性を高める効果が大きい．昆虫や動物から見つけてもらいたい花や熟した木の実は鮮やかに色付いている．標識や店に陳列されている商品のパッケージなどはこの効果をうまく利用している．

　このほか，視認性に影響を及ぼす要因としては，対象の大きさ，光度または輝度，観測者から対象までの距離，背景輝度（まわりの明るさ），視程，観測者または対象の速度などが挙げられる．例えば，背景輝度が低いとき，輝度が高く大きい対象は，輝度が低く小さい対象より，その存在が容易に認められ，かつ，性質もよくわかるので，視認性がよい．

## 2　信号灯火や標識の視認性

　信号灯火や標識の視認性を考える場合，まずそれが**面光源**として見えているのか，または**点光源**として見えているのかを考える必要がある．面光源は大きく形がある光源として見え，点光源は十分小さく大きさをもたない光源と同じように見える．いずれも観測者から光源を見込む角度（**視角**）によってそれが決まる．図 6・2 に示すように，面光源と点光源の範囲はまわりの明るさ（目の順応レベル）によって大きく変わる．

## 2. 信号灯火や標識の視認性

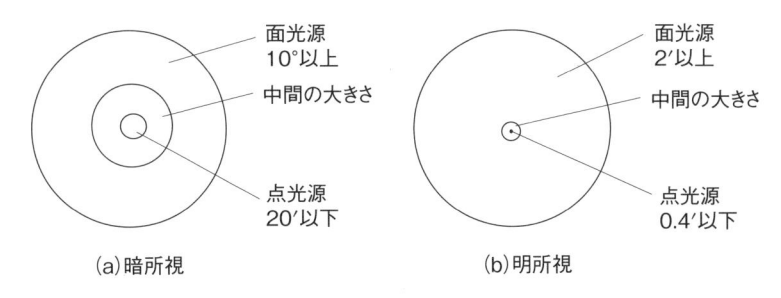

図 6·2 点光源と面光源の範囲（照明学会，1987）

明所視において面光源として見えているとき，その視認性は**輝度対比** $C$

$$C = \frac{|L_0 - L_b|}{L_b} \qquad (1)$$

によって決まる．$L_0$ は光源の輝度，$L_b$ は背景の輝度である．対象を背景から識別するために必要な最小の輝度対比は，観測条件によって異なるが，航空灯火や道路信号の場合 0.02 〜 0.05 である．これは自ら光を発していない標識でも同じ考えで視認性を求めることができる．

図 6·3 に示すように，周りの明るさが暗くなり薄明視になると，対象を背景から識別するために必要な最小の輝度対比(**輝度対比の識別限界値**)は徐々

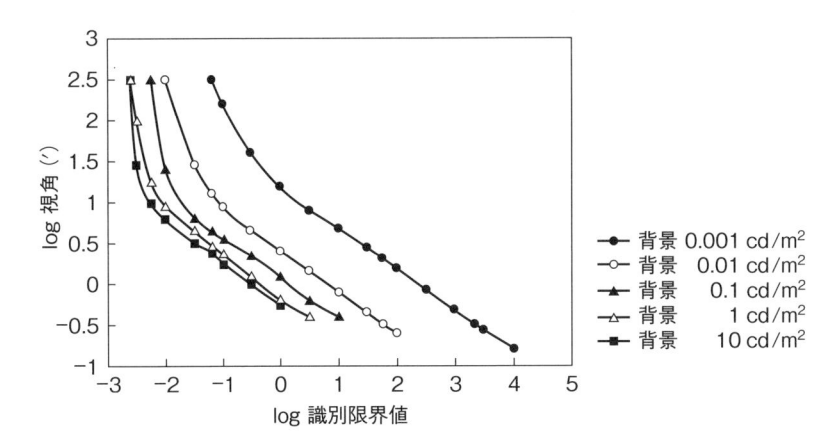

図 6·3 対象を背景から識別するために必要な最小の輝度対比（Blackwell, 1946）

に大きくなる．また，対象の視角が大きくなると視認性はよくなり，輝度対比の識別限界値は小さくなる．

一方，点光源として見えているとき，その視認性は光源によって生じる観測者の目の位置における法線照度（**角膜照度**）$E$ [lx]

$$E = \frac{I}{r^2} \qquad (2)$$

によって決まる．ここで，$I$：光源光度 [cd]，$r$：観測者と光源の距離 [m] である．

やっと灯火の存在がわかる限界の角膜照度（**閾値角膜照度**）は，輝度対比の場合と同じように，周りの明るさによって影響を受ける．昼と夜の閾値角膜照度 $E_t$ のおよその値は，

　　昼：$10^{-4} \sim 10^{-3}$ lx

　　夜：$10^{-7} \sim 10^{-6}$ lx

である．図 6・4 に点光源の閾値角膜照度を示す．

一般に，閾値角膜照度の 10 〜 100 倍で信号灯火を見る場合の適正な明るさになり，1000 倍程度を超えるとグレア（7 章参照）になる．

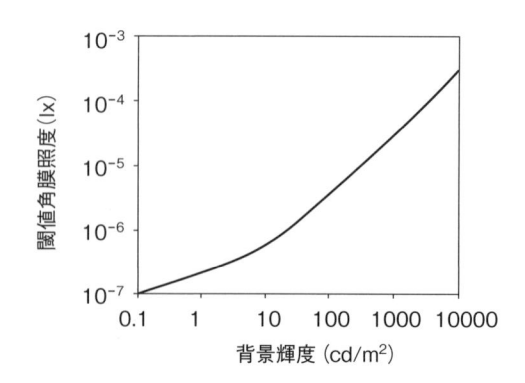

図 6・4　点光源の閾値角膜照度

## 2. 信号灯火や標識の視認性

### ◗コーヒー●ブレイク

**飛行場灯火**

　人間は必要情報の80％以上を視覚から得ているといわれている．離着陸時に手動操縦を行っているパイロットもそれに必要な情報の多くを視覚から得ている．着陸する航空機から見える**飛行場灯火**の例を図6・5に示す．台形に見える部分が滑走路の輪郭である．図6・6のように航空機の位置や高度により滑走路輪郭の見え方が異なる．航空機のパイロットはこのような灯火が作るパターンを瞬時に判断し，航空機の位置，高度，姿勢，速度などのガイダンスを得ている．

　航空機の就航率や定時性に大きく影響を与えているのが視界を悪くする霧である．通常の空港では，着陸する航空機は高度約60 mになるまでにパイロットが霧のために滑走路や飛行場灯火が確認できなければ，着陸進入の継続ができなくなる．一部の空港では，**計器着陸装置**の性能向上とそれに伴う飛行場灯火の整備により，霧が発生しても視程（RVR）100 mまで着陸できるようになっている．

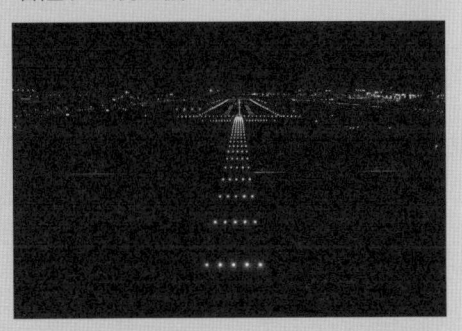

**図6・5　着陸する航空機から見える飛行場灯火**
（国土交通省航空局提供）（口絵1参照）

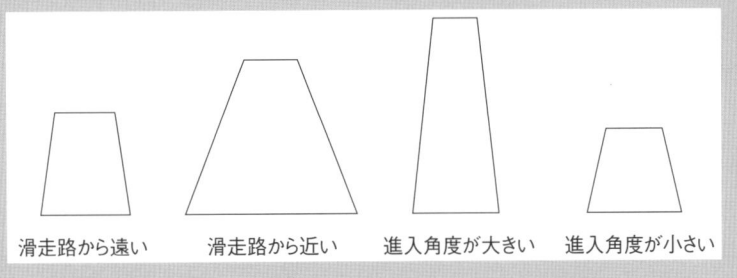

|滑走路から遠い|滑走路から近い|進入角度が大きい|進入角度が小さい|

**図6・6　航空機の位置や高度による滑走路輪郭の見え方**

## 3 低視程時の輝度対比

視程（visibility）は地表付近の大気の混濁の程度を距離で表したものである．昼間の視程は，その方向の空を背景として，大きさ $0.5°\sim 5°$ の黒ずんだものが形まで識別できる限界の距離で表される．夜間は中程度の光度の灯火が識別できる最大距離と定義されている．

良視程時（透過率 $T = 1.0$）に，白を背景に黒いものを見たときの輝度対比 $C_0$ は 1.0 に近い値となる．**低視程**時には霧などの水の微粒子により光が散乱され，距離 $r$ から対象物を見たときの輝度対比 $C$（見かけの輝度対比）は，

$$C = C_0 e^{-\sigma r} \tag{3}$$

となる．式(3)の $e^{-\sigma r}$ が微粒子による減衰の大きさを表しており，距離 $r$ での**大気の透過率** $T$ と等しくなる．

$$T = e^{-\sigma r} \tag{4}$$

また，$C_0 = 1.0$ とすると，

$$C = e^{-\sigma r} = T \tag{5}$$

となる．$\sigma$ は**減衰係数**とよばれ，霧が濃いほど大きな値をとる．したがって，図 6・7 に示すように霧が濃いほど，また距離が遠いほど輝度対比 $C$ は減少

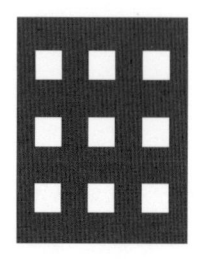

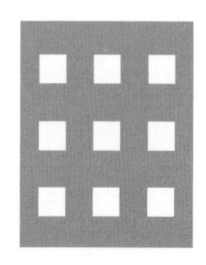

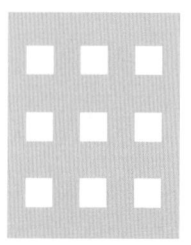

図 6・7　輝度対比の低下

していく．輝度対比が減少し，識別限界の輝度対比 $\varepsilon$ 以下になると対象の識別が困難となる．

ここで問題となるのが減衰係数 $\sigma$ の求め方である．大気の混濁の程度が視程 $V$[m] で示されているとき，減衰係数 $\sigma$[m$^{-1}$] は，

$$\sigma = \frac{3.0}{V} \qquad (6)$$

で求められる．これは，識別限界の輝度対比 $\varepsilon$ を 0.05 として計算されたものである．

## 4 低視程時の角膜照度

霧などのように大気中に水の微粒子があると，光はそれにより散乱（一部吸収）され，距離とともに減衰していく．微粒子によって減衰がある場合は，点光源の角膜照度は前節でも示したように，

$$E = \frac{Ie^{-\sigma r}}{r^2} \qquad (7)$$

となる．

式(7)より，霧が濃いほど，また距離が遠いほど角膜照度 $E$ は減少していく．そして，角膜照度が閾値角膜照度以下になると灯火の識別が困難となる．

## 5 有効視野

図 6・8 に示すように，人の目の視力が高いのは視線方向（網膜位置 0°）とその近傍のみである．視線から離れるにしたがって視力は急激に低下し，

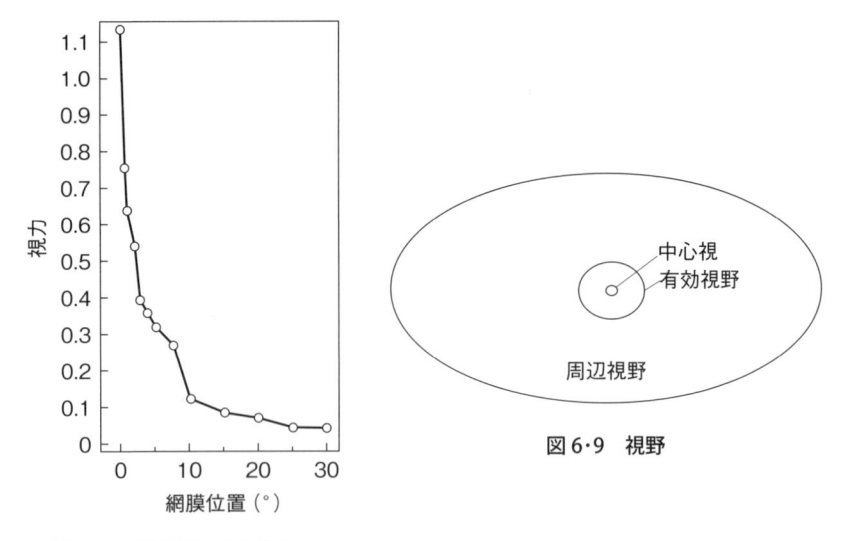

図6・8　網膜周辺での視力
（Mandelbaum *et al*, 1947）

図6・9　視野

　網膜位置10°では視力は約1/10になる．したがって視線から離れたところでは解像度は低く，細かいものを見ることはできない．図6・9に示すように，人の**周辺視野**はおよそ左右方向で200°，上方向60°，下方向70°と広くなっている．しかし，対象を視力の高い中心窩で見る状態を中心視というが，その中心視は約2°にすぎない．また，中心視ほど細かいものは見ることができないが，必要なものをほかのものから識別し，認知できる範囲を**有効視野**（functional visual field）という．

　識別しようとするもの（ターゲット）がほかのもの（背景のノイズ）と類似しているほど有効視野は小さくなる．図6・10(b)は，バー状のノイズからターゲット（∟又は□）を識別できる範囲を示している．ターゲット（□）のように識別しやすいものの場合，有効視野の左右方向の範囲は約30°となっている．また，有効視野は円形ではなく，上下より左右に広い楕円形になっている．

　長時間の自動車運転による疲労が原因と思われる交通事故が多数発生して

ターゲット：L　　　　　　ターゲット：□

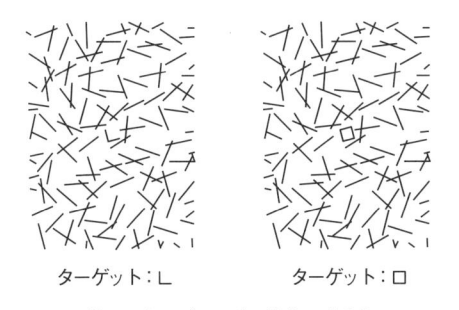

(a) ノイズとターゲット（ノイズの線分の大きさ1.2°，ターゲットの1辺の長さは0.6°，提示時間は0.75 ms）

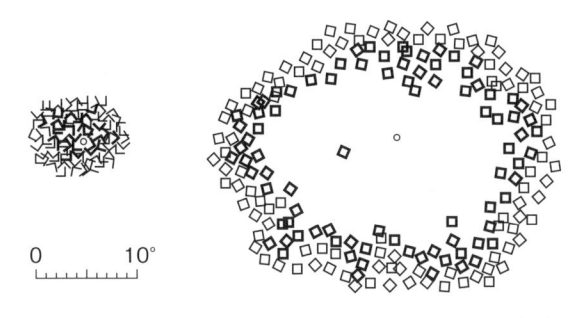

0　　10°

(b) 有効視野の範囲（細線が見つけることができなかったもの，太線が見つけることができたものであり，その境界付近が有効視野の範囲となる）

**図6·10　ターゲットとノイズの類似性が有効視野に及ぼす影響**（Engel, 1971）

いる．これは運転疲労が蓄積することによって，ドライバーの道路標識や信号の認識，飛び出しや障害物などの危険の察知，その後の判断などが遅れるためと考えられる．運転疲労により有効視野はどのように変化するであろうか．

　危険が伴うため実車を運転しながらさまざまな実験を行うことは難しいので，運転に代わるタスクを用いて実験を行うこととする．運転の代用タスクとしてこの**ビジランス作業**を行うことにした．ビジランス作業とは，通常は監視しているだけで，反応すべき条件がそろった場合にのみ反応を起こすという作業のことである．黒地のディスプレイ上に0から9までの10個の1

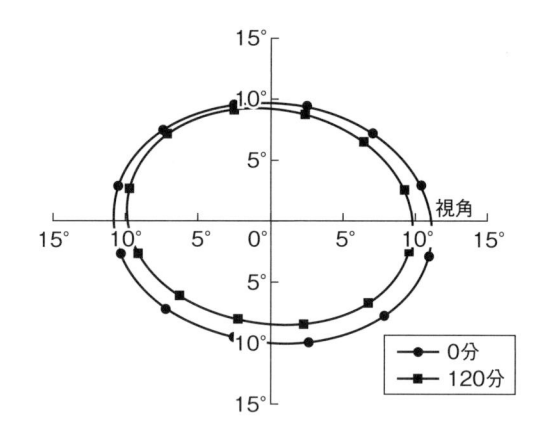

**図6・11 ビジランス作業時間と有効視野（那倉ら，2005）**

桁の数字を白色で画面中央にランダムに呈示する．数字は0.5秒間呈示され，続いて0.5秒間一様な黒い画面となる．次にランダムに選ばれた数字が呈示され，再び一様な黒い画面となりこれを繰り返す．つまり，数字は1秒間を1サイクルとして呈示される．被験者は三つの異なる奇数が連続して呈示されたときにマウスをクリックする反応を行う．

ビジランス作業をしなかったとき（0分）と120分間行った後の有効視野角を図6・11に示す．120分間のビジランス作業により有効視野面積は約20％狭くなっている．

有効視野の大きさは，ターゲットとノイズの類似性や疲労以外に以下のことにより影響を受ける．
(1) 提示時間：提示時間が短くなると有効視野は狭くなる．
(2) 負荷：ターゲットを見つけること以外に負荷がかかっていると有効視野が狭くなる．例えば，自動車を運転中に携帯電話で話をすると有効視野が狭くなるという報告がある．
(3) 処理する情報量：処理する情報量が多いと有効視野が減少する．例えば，混雑した道路を運転しているとき，注意を払う対象が多くなり，有効視野が減少する．

## 5. 有効視野

　有効視野が減少することを**注意の容量**という考え方で説明することができる[6]．図6・12の曲線は注意の容量を示しており，通常は曲線によって作られる山の面積は等しい．自動車の運転中に標識を読み取ったり，歩行者を注視したりすると，図6・12上のように視線方向への注意を深くしなければならなくなる．注意の容量には限界があるため，視線方向の注意を深くすると，周辺への注意が浅くなり，結果として有効視野が減少する．また，携帯電話をかけている場合や疲労している場合は，図6・12下のように視覚に関する注意の容量が減少し，有効視野も減少することになる．

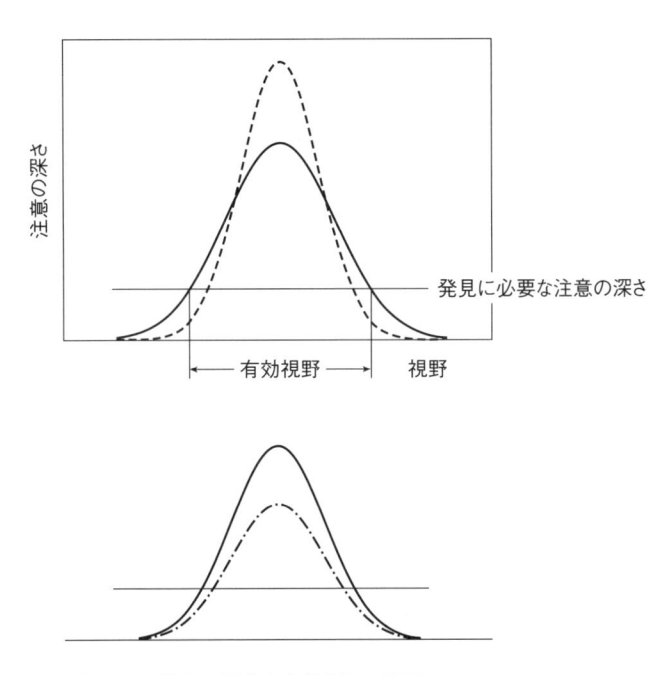

**図6・12　注意の深さと有効視野の関係**
　　―：通常の注意の分布，----：視線方向に注意を傾けた場合，
　　―・―：疲労などにより注意の容量が低下した場合

## 6 閃光の誘目性[7]

　閃光は同程度の明るさの定常光と比べて誘目性に優れ，省電力化にも有効なことが知られている．実験により，閃光と誘目性が等しくなるときの定常光の光度を求めた．図6・13に示すように，ディスプレイ上に50個のノイズ光とともに定常光と閃光を提示し，誘目性が等しくなるように定常光の明るさを調整した．閃光の周期は1s，持続時間は30，60，120，250，500 ms，定常光および閃光の提示位置は水平方向2°，5°，10°である．〇は注視位置を示しており，〇内で視線を動かしながら観測を行う．背景輝度は0.25 cd/m²である．

　図6・14に実験結果を示す．閃光の実効光度はDouglasが修正したBlondel-Rayの式(8)から求めた．

$$I_e = \frac{\int_{t_1}^{t_2} I(t)dt}{(t_2 - t_1) + 0.21} \qquad (8)$$

ここで$I(t)$：瞬時光度，$t_1$：点灯開始時間，$t_2$：点灯終了時間である．

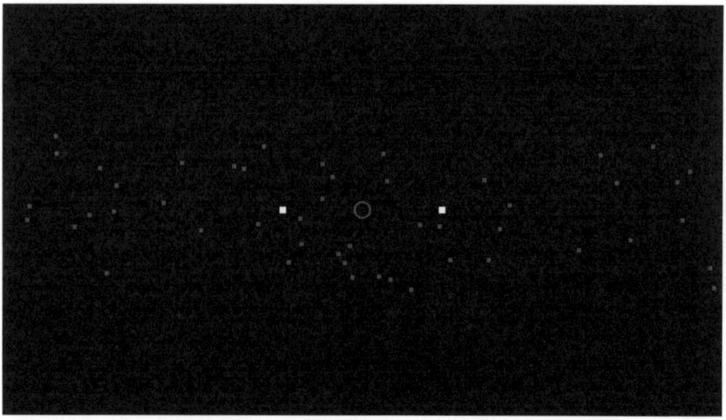

図6・13　提示画面（塩田ら，2012）

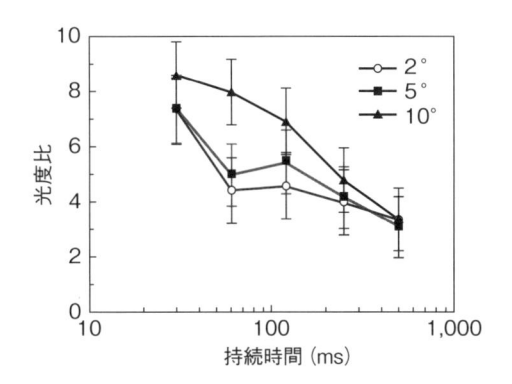

**図6·14　誘目性が等しいときの（定常光の光度）／（閃光の実効光度）（塩田ら，2012）**

図6·14より，閃光は実効光度が同じであっても持続時間が短い場合ほど誘目性が高くなる．特に持続時間が30 msの閃光に対して同等の誘目性を定常光が得るには閃光の実効光度の8倍程度の光度が必要であった．

## 7　色による誘目性の比較

標識は周囲のもののなかから目立つ必要がある．有彩色を使うことは，誘目性を高くするのに効果的である．図6·15に表面色の誘目性を比較した結果を示す．黒または中灰の背景では，黄が最も誘目性が高く，白の背景では

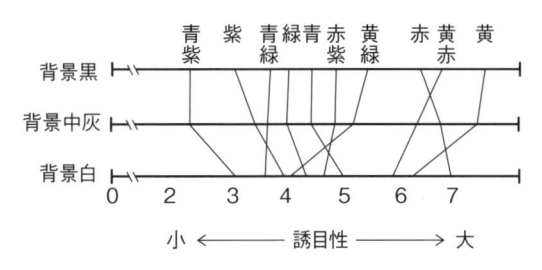

**図6·15　表面色の誘目性の尺度値（神作，1969）**

赤が最も誘目性が高い．背景が黒，中灰または白に関わらず，黄や赤は誘目性が高いが，青紫や紫は誘目性が低い．可視性や可読性は背景が黒か白かによって大きく影響を受けるのに対して，誘目性における背景の明度の影響は小さい．

**コーヒー●ブレイク**

**航空障害灯**

　多くの小型飛行機やヘリコプターがいろいろな目的のために運航されている．このなかで，災害発生時，病人搬送などの緊急時や報道などにおいては，目視にて位置を判断し飛行する**有視界飛行**が夜間にも行われている．このとき高層ビル，煙突，鉄塔などは航空機との衝突の危険があり，それらの存在を飛行中のパイロットに知らせる必要がある．航空法の規定により，地上からの高さ 60 m を超える建造物には**航空障害灯**の設置が義務付けられている．このなかで，ビルの屋上などに設置されていて赤色で明滅している航空障害灯はよく目立ち，都市の夜景の一部となっている．

　航空障害灯は高光度，中光度，低光度に分かれていて，障害物の種類や高さにより設置が義務付けられている．高さ 150 m 以上の鉄塔や煙突には高光度航空障害灯が設置され，昼間も点灯されている．白色の発光時間の短い閃光であり，目に付きやすい．

　スカイツリーに代表されるように，**ライトアップやイルミネーション**が施された建造物が増えてきた．しかし，航空障害灯の光がこれらの照明デザインを損なうことが指摘されている．これを受け基準が改正され，一定以上の明るさのライトアップやイルミネーションが施されている場合は，航空障害灯を点灯しなくてもよくなった．スカイツリーもライトアップしているときは一部の航空障害灯の点灯が免除されている．

### 演習問題

1) 1.0 等級の星スピカ（光度 $7.5 \times 10^{30}$ cd，距離 230 光年）の角膜照度を求めよ．ただし，大気中での減衰はないものとする．
2) 反射率 0.80 の白い板に，反射率 0.20 の灰色のペンキで四角形が書かれている．輝度対比 $C_0$ を求めよ．
3) 昼間，視程 5000 m において，距離 3000 m から光度 10000 cd の灯火を観測したときの角膜照度を求めよ．
4) 混雑した道路を運転しているとき有効視野が減少する理由を説明せよ．


### 参考文献

[1] 照明学会編. ライティングハンドブック. オーム社, p.488(1987)
[2] Blackwell, H. R. Contrast Thresholds of the Human Eye. *J. Opt. Soc. Am.*, Vol.36, p.624-632(1946)
[3] Mandelbaum, J., *et al*. Peripheral visual acuity. *American Journal of Ophthalmology*, Vol.30, No5, p.581-588(1947)
[4] Engel, F. L. Visual conspicuity, directed attention and retinal locus. *Vision Res.*, Vol.11, No.6, p.563-575(1971)
[5] 那倉達哉, 入倉隆. 疲労と有効視野の関係. 照明学会誌, Vol.89, No.11, p.794-798(2005)
[6] 三浦利章. "日常場面での視覚的認知". 箱田裕司編. 認知科学のフロンティアⅢ. サイエンス社, p.129(1993)
[7] 塩田寛之 他. 閃光の持続時間が誘目性に及ぼす影響. 照明学会東京支部大会講演論文集, 巻36, p.22-23(2012)
[8] 神作博. 模擬自然背景の色彩と誘目性. セイフティダイジェスト, Vol.15, No.1, p.5-12(1969)

# 7章
# グレア

　グレアは，視野内にある高輝度（高光度）な光源によって生じる障害である．グレアには，不快感などを引き起こす不快グレア（discomfort glare）と視力の低下を引き起こす減能グレア（disability glare）がある．一方，高光度の光源やそれによって照らされたものにはきらめきが生じ，華やかで活気のある雰囲気を作ることがある．

## 1　不快グレア

　人は外からの刺激に対して，それを心地よく感じるときと不快に感じるときがある．不快に感じる大きな理由の一つとして，危険なものから身を守るためであるということが考えられる．このため，腐った食べものの味や臭いは不快に感じ，食べることを止めるのである．不快に感じるもう一つの理由として，感覚器官が損傷しないように強すぎる刺激を避けることがある．強すぎる光は網膜の視細胞を傷付けるし，大きすぎる音は鼓膜を破ることになる．一般に刺激の強さと快・不快の関係は図7・1に示すようになり，刺激を快適に感じる適度な強さが存在する．

# 1. 不快グレア

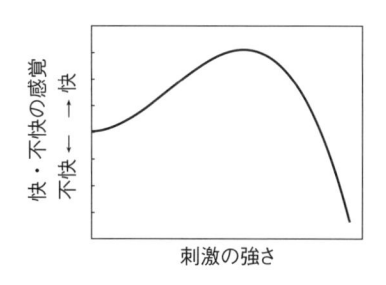

**図7·1 刺激の強さと快・不快**

視野内にある高輝度(高光度)な光源によって生じる不快感や煩わしさは，光源の輝度が高くなるにしたがってその程度が大きくなる．一方，図7·2に示すように，背景輝度が高くなるにしたがって不快を起こす光源の輝度は高くなっている．すなわち，背景輝度が高くなると不快グレアを生じにくいことを示している．また，図7·2は日本人男女のデータとヨーロッパ人との比較がされている．これによると，男性より女性が，またヨーロッパ人より日本人のほうが不快を起こす光源の輝度が高くなっており，それぞれ不快に感じにくいことを示している．

図7·3の曲線は，同じ輝度によって快不快の境界になる光源の提示位置(網膜上の位置)を示している．例えば $P = 2$ の線は中心視の2倍の輝度で同

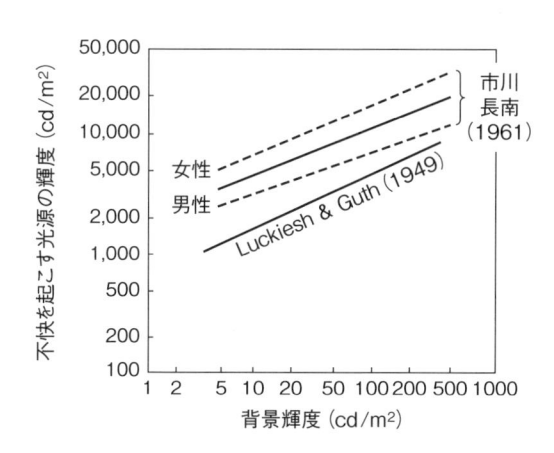

**図7·2 背景輝度と快不快限界線 (市川ら, 1961)**

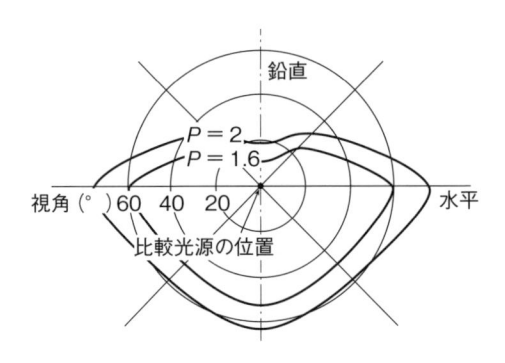

**図7・3 光源の提示位置による影響（佐々木ら，1979）**

じ不快感に達する位置を示している．グレア光源の位置が視線から離れるにしたがって不快感は減少する．また，曲線が上方向につぶれていることより，水平方向や鉛直下方に比べて鉛直上方は不快グレアを感じにくいことがわかる．

このほか，不快グレアは光源の大きさの影響を受ける．図7・4に光源の立体角とBCD（Borderline between Comfort and Discomfort，快・不快の限界）輝度の関係を示す．背景輝度が低く光源が比較的小さい場合の例である．光源の立体角が大きくなるにしたがい**BCD輝度**は低くなり，不快に感じやすくなる．背景輝度が小さいほど光源の大きさの影響を受けやすい．

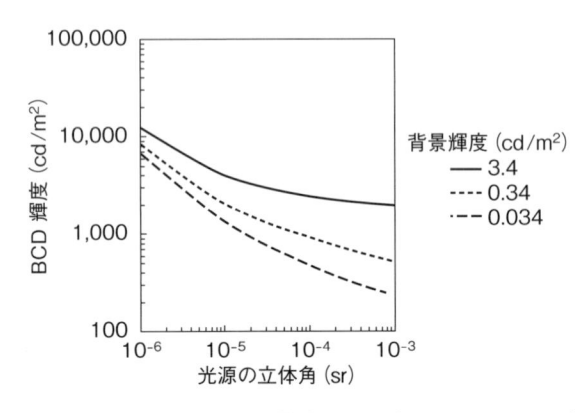

**図7・4 光源の立体角とBCD輝度の関係（Putnam et al, 1951）**

## 2 自動車の前照灯による不快グレア

　自動車の前照灯は，ドライバーが前方を見やすいように照らすことが重要である．しかし，照射方向や配光が適切でないと，対向車のドライバーへ不快感を与え，運転の妨げとなる．シュミット・クラウゼンらは，対向車の前照灯が与える不快感について実験を行い，**不快グレア予測式**(1)を導き出した[4]．式(1)は，光源と視線とのなす角度，ドライバーの**眼前照度**およびドライバーの順応輝度を代入することにより，表7・1の**グレア評価値**を導き出せるというものである．一般に自動車のドライバーが耐えられる限界のグレア評価値 $W$ は4とされている．

表7・1　グレア評価値

| | 評価値 $W$ | |
|---|---|---|
| 1 | Unbearable | 耐えられない |
| 2 | | |
| 3 | Disturbing | 邪魔になる |
| 4 | | |
| 5 | Just admissible | 許容できる |
| 6 | | |
| 7 | Acceptable | 満足できる |
| 8 | | |
| 9 | Noticeable | 気にならない |

$$W = 5.0 - 2\log \sum_{i=1}^{n} \frac{E_{Bi}}{C_{poo}\left[1+\sqrt{\frac{L_u}{C_{pL}}}\right]\theta_i^{0.46}} \quad (1)$$

ただし，$W$：不快グレアの評価値（表7・1）

　　　　$n$：ランプの数

　　　　$E_B$：ドライバーの眼前照度 [lx]

　　　　$L_u$：ドライバーの順応輝度 [cd/m²]

　　　　$\theta$：ドライバーの視線とランプ方向とのなす角度 [min]

　　　　$C_{poo}$：$3.0\times10^{-3}$ [lx・min$^{-0.46}$]

　　　　$C_{pL}$：$4.0\times10^{-2}$ [cd/m²]

## 3 明滅光による不快グレア[5]

　明滅光は誘目性や識別性に優れており，航空障害灯，灯台，道路信号灯等の交通機関の視覚信号として広く用いられている．しかし，これらの灯火が誘目性に優れていることが，かえって不快なグレアを生ずる原因となり，近隣の住民に不快感を与えることが懸念されている．このように明滅光の見え方については，閾値や明るさだけでなく，不快グレアに関する特性を知っておく必要がある．

　図7・5は，背景輝度 $0.1 \sim 100 \, cd/m^2$，周波数 $1 \sim 16 \, Hz$ および定常光において，明滅光の BCD 輝度を求める視覚実験を実施した結果である．これより，いずれの周波数においても，背景輝度が高いほど BCD 輝度は高くなり，不快になりにくくなっている．また，いずれの背景輝度においても定常光のとき最も BCD 輝度が高く，$6 \, Hz$ 付近で最小となり，この周波数付近が最も不快になりやすいことを示している．さらに，背景輝度が高くなるほど，BCD 輝度が最も低いときの明滅周波数は大きくなる．背景輝度が高くなるほど**フリッカー感度**が最大となるときの周波数は大きくなるが，図7・5の結果はこれと同じような特性を示している．

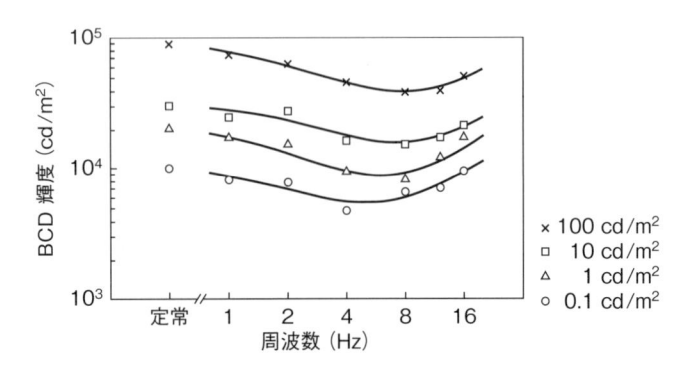

図7・5　明滅光の周波数と BCD 輝度の関係（Irikura et al, 1998）

# 4 複数点光源による不快グレア

## 4.1 点光源の密度の影響[6]

　図7・6に示すように，同一面積のなかにある点光源の数が増えていく，すなわち点光源の密度が増していくと不快グレアはどのように変化していくだろうか．点光源の数とBCD光度との関係を図7・7に示す．ここで，面全体が均一に光っている面光源の場合，その面積は点光源1個の面積の約3185倍になるので，これを横軸の点光源の数とした．誤差棒は被験者間の標準偏差をあらわす．背景輝度は0 cd/m$^2$であり，光源は中心窩に提示される．

　図7・7より，点光源の数が増加するとBCD光度が高くなり，不快に感じに

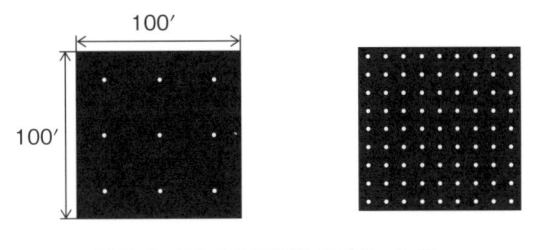

図7・6　マトリクス灯火のパターン例
(a) 9点（3×3）　(b) 81点（9×9）

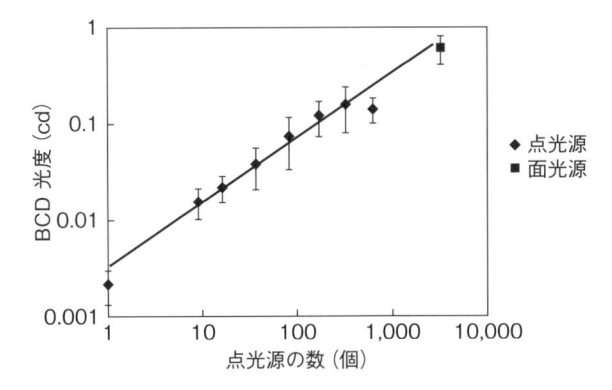

図7・7　点光源の数とBCD光度との関係（笠原ら，2003）

くくなる．点光源の数が大きくなると隣り合う点光源が融合して見え，全体が面光源として見える．そうなるとBCD光度は面光源のBCD光度に近付く．

### 4.2 輝度分布の影響[7]

図7・8のように光源面の輝度分布が異なる場合，これが不快グレアにどのように影響を及ぼすだろうか．ここで点光源の輝度$L_p$とその周辺部の輝度$L_b$の比$L_b/L_p$を輝度比とよぶことにする．図7・9に輝度比と$R_{BCD}$（BCD相対値）の関係を示す．横軸の輝度比1は均一な光源を表している．輝度比が小さくなるにしたがって点光源とその周辺部との輝度の差が大きくなり，輝度比$10^{-3}$付近のデータは点光源のみが発光している場合である．縦軸はBCDとなるときの光源全体の光度$R_{BCD}$を表している．背景輝度は50 cd/m$^2$であり，中心視で観測する．

この結果より，点光源のみが発光している光源は，均一な輝度をもつ光源に比べて約38％の光度で同じ不快感を生じることになる．輝度比を1に近

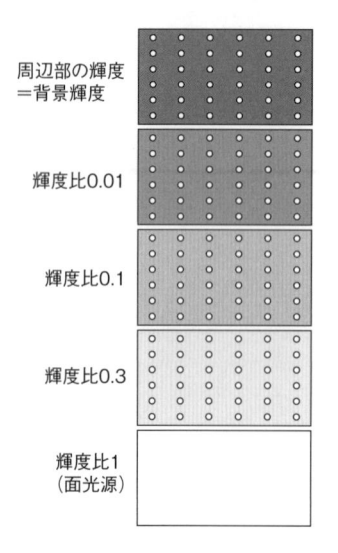

図7・8　光源面の輝度分布と輝度比

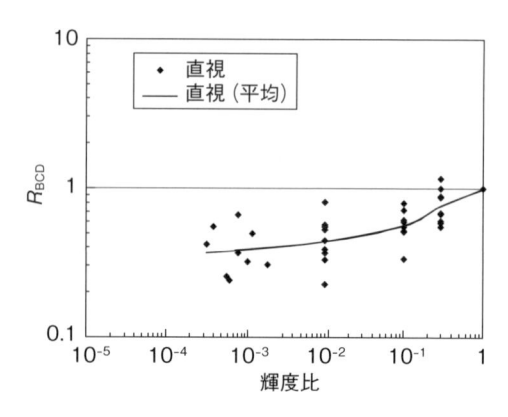

図7・9　輝度比とBCDとなるときの光源全体の光度との相対的関係（Kasahara *et al*, 2006）

付けるほど，すなわち輝度を均一にするほどまぶしさによる不快感が和らぐことを意味している．まぶしさによる不快感が心配されるときは，LED照明に乳白色の拡散板を用いることが効果的である．

### 4.3 視線と光源との角度の影響[8]

中心視で光源を見る場合に比べ，周辺視で光源を見ると不快グレアが和らぐ．図7・10に示すような均一光源とマトリクス光源を用い，中心視と周辺視における不快グレアを比較する．図7・11に相対角度とBCD輝度（BCDになるときの光源全体の平均輝度）との関係を示す．相対角度は視線に対して光源が鉛直上方向に提示されるとき，視線と光源間のなす角度を表している．観測距離は700 mm，背景輝度は35 cd/m$^2$である．

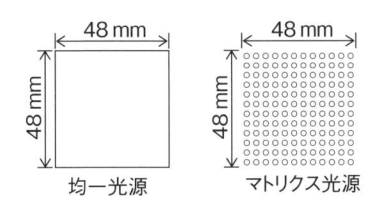

図7・10　実験に用いた均一光源とマトリクス光源（Takahashi et al, 2007）

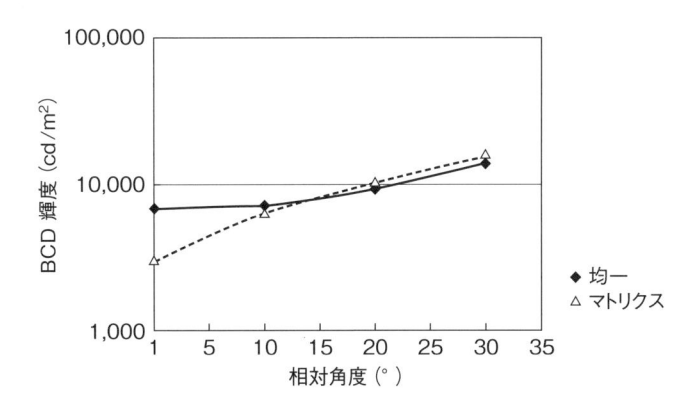

図7・11　相対角度（鉛直上方向）とBCD輝度の関係（Takahashi et al, 2007）

図7・11は，視線と光源間の相対角度が大きくなると，マトリクス光源と均一光源のBCD輝度が近い値になることを示している．これは，相対角度が小さい，つまり中心視の場合はマトリクス光源を均一光源より不快に感じやすいが，相対角度が大きい，すなわち周辺視の場合はほぼ等しいグレア感覚になることを示している．この要因は，光源が視線から離れるにつれて，マトリクス光源と均一光源との見えの差がなくなることによると考えられる．

## 5. 眼疲労と不快グレア[9]

図7・12は，読書前と90分の読書後の不快グレアの変化について調べたものである．読書をして目が疲れてくるとグレア評価が高くなっている．すなわち，**眼疲労**により不快グレアを感じやすくなることを示している．グレア評価2.5のところで比較すると，読書後は読書前に比べて約2/3の光源輝度で同じ程度の不快を感じている．

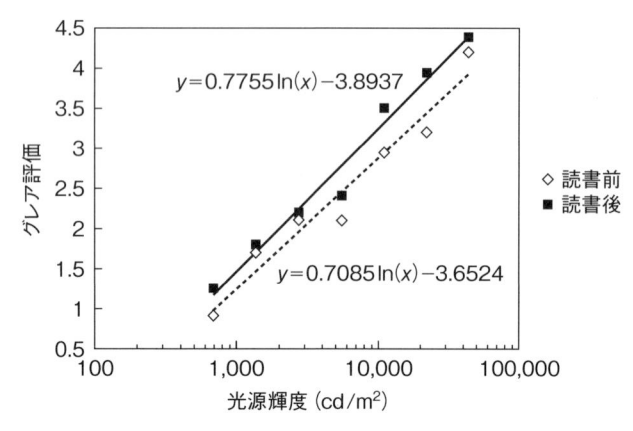

図7・12 光源輝度とグレア評価の関係（貞形，2014）

# 6 減能グレア

　減能グレアは，強い光などにより視野内の対象の見え方が低下する状態をいう．特に，光度制御が適正でない場合の飛行場灯火などによる減能グレアは，安全性と関わり，重要な問題である．

　減能グレアは，人の目に入射した光の一部が角膜や水晶体などで散乱され，光幕が生じることによって起こるとされている．その光幕により，視対象と背景の輝度対比が減少すること，目の順応レベルが上がることなどが原因で，見え方が低下すると考えられる．Holladayは，このような見え方の低下を，観測者の目と視対象間に重畳させた均一な輝度をもつ光幕（等価光幕輝度（equivalent veiling luminance））に置き換えて考えることができるとしている．すなわち，グレア光源を取り除き，目と視対象の間に光幕を挿入した場合，見え方の低下がグレア光源による見え方の低下と等しいときの光幕の輝度を等価光幕輝度と考えることができる．そして，一般に等価光幕輝度 $L_V$ は式(2)で表される．

$$L_V = \frac{kE\cos\theta}{\theta^2} \quad (2)$$

ただし，$E$：グレア光源による角膜照度 [lx]
　　　　$\theta$：視線とグレア光源のなす角度 [°]
　　　　$k$：実験定数

　式(2)が示すように，光源の光度が大きいほど，また光源が視線から近いほど等価光幕輝度が増加する．特に視線とグレア光源のなす角度 $\theta$ の影響が大きく，角度 $\theta$ が小さくなると等価光幕輝度は大きくなり，見え方の低下を引き起こす．

## 7 グレア光照射後の視力の回復時間[10]

　競技場で太陽や夜間照明がプレイヤーの視野に直接入ったりしたとき，しばらくの間 視機能が低下し，ものが見えにくくなる場合がある．また，夜間，自動車を運転していて対向車のヘッドライトを直視したときなどにこれと同じ状況が発生する．このようにグレア光源を見た後に視機能の低下が起こることは，さまざまな分野において支障を来す原因となっているが，特に交通においては安全性と直接関わる重要な問題となっている．

　中心窩に照射するグレア光の輝度および照射時間（0.1～1.6 s）を変え，視力が照射前の1/2に回復するまでの時間を測定する実験を行った．背景輝度 0.1 cd/m$^2$ における照射時間と回復時間の関係について，求めた結果を図7・13に示す．照射時間が長くなるにしたがって回復時間が長くなることが示されている．また，照射輝度が高くなるにしたがって，回復時間が長くなっている．

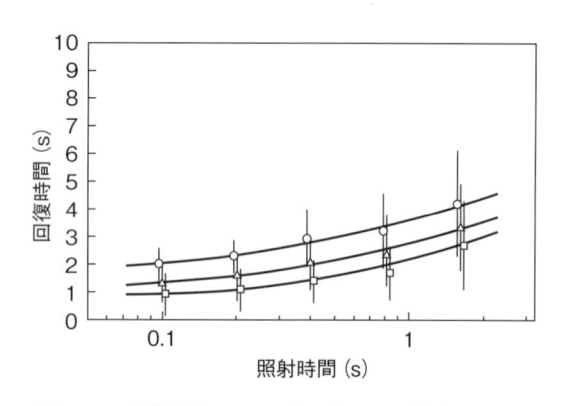

図7・13　背景輝度 0.1 cd/m$^2$ における照射時間と回復時間の関係（Irikura *et al*, 1999）
○は照射輝度 $3.3\times10^3$ cd/m$^2$，△は $9.9\times10^2$ cd/m$^2$，□は $3.0\times10^2$ cd/m$^2$ での値を示す．

## 演習問題

1) 不快グレアが大きくなる主な条件を示せ．
2) 等価光幕輝度が大きくなる条件を示せ．

## 参考文献

[1] 照明学会編. ライティングハンドブック. オーム社, p.255(1987)
[2] 佐々木嘉雄, 室井徳雄. 均一背景輝度下における光源の位置と快・不快の限界輝度. 照明学会雑誌, Vol.63, No.9, p.542-548(1979)
[3] Putnam, R.C. and Faucett, R.E. The threshold of discomfort glare at low adaptation levels. *Illuminating Engineering*, Vol.46, No.10, p.505-510(1951)
[4] Schmidt-Clausen, H.-J. and Bindels, J. Th. H. Assessment of discomfort glare in motor vehicle lighting. *Lighting Research and Technology*, Vol.6, No.2, p.79-88 (1974)
[5] Irikura, T., *et al*. Borderline between comfort and discomfort of blinking light. *Journal of Light & Visual Environment*, Vol.22, No.2, p.12-15(1998)
[6] 笠原鉄平, 入倉隆. 複数の点光源による不快グレア―点光源の密度の影響―. 照明学会全国大会講演論文集, 36, p.152(2003)
[7] Kasahara, T., *et al*. Discomfort glare caused by white LED light sources. *Journal of Light & Visual Environment*, Vol.30, No.2, p.95-103(2006)
[8] Takahashi, H., *et al*. Position index for the matrix light source. *Journal of Light & Visual Environment*, Vol.31, No.3, p.128-133(2007)
[9] 貞形大樹. 眼疲労が不快グレアに及ぼす影響. 芝浦工業大学卒業論文(2014)
[10] Irikura, T., *et al*. Recovery time of visual acuity after exposure to a glare source. *Lighting Research and Technology*, Vol.31, No.2, p.57-61(1999)

# 8章
# 高齢者の視覚特性

　年齢とともに目の機能は衰えていく．特に水晶体が弾力を失うとともに白濁してくることの影響は大きい．これらのことが原因で，近くのものが見えにくくなり，薄暗いところでは細かいものが見えにくくなる．また，強い光に対してまぶしさを感じやすくなる．

## 1　高齢者における感覚機能の低下

　高齢者になると感覚機能の低下がおきてくる．図8・1に年齢と聴覚の低下の関係を示す．年齢が増加するとともに徐々に聴力は低下していくが，特に60歳以降の低下が大きい．また，周波数の低い音に比べて4000 Hzや8000 Hzなどの高い音において，低下が著しい．これより高齢者に音で情報を知らせる場合，低い音を用いるほうがよいことがわかる．
　視覚や聴覚以外の味覚や嗅覚においても，加齢とともにそれらの機能の低下が生ずるといわれている．味覚でも60歳を過ぎると甘味や苦味などの閾値が急に増大，すなわち感度が急に低下することが知られている．このように高齢者になると外部から情報を取り入れるさまざまな感覚器官の機能が低下してくる．

# 1. 高齢者における感覚機能の低下

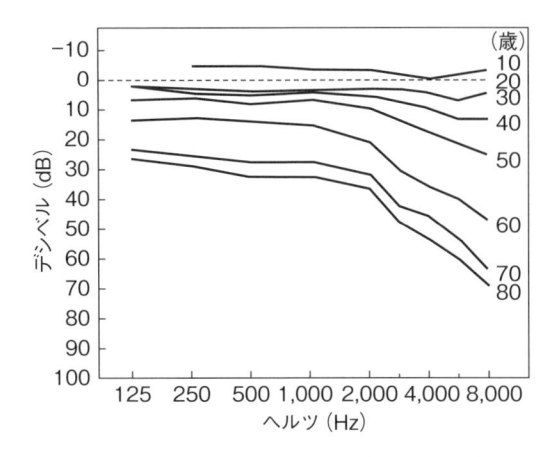

**図 8・1 年齢による聴力の低下（戸塚，1989）**

図 8・2 に 20 ～ 24 歳ないし最高期を基準とした 55 ～ 59 歳年齢者の心身機能の低下を示している．この図より，感覚器官だけでなく，筋力，反応時間等の運動機能，計算能力などすべての心身機能で低下が見られる．労働白書によると，2013 年において全人口に占める 65 歳以上の高齢者の割合は 25％に達している．およそ 4 人に 1 人が高齢者であり，この割合は年々増加の傾向にある．製品を作ったり住宅を設計したりするときに，高齢者の特性を知り，それらに配慮していく必要がある．

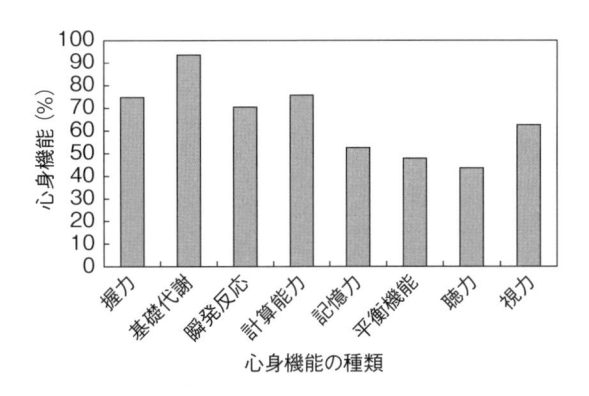

**図 8・2 55 ～ 59 歳年齢者の心身機能の低下（斎藤，1967）**

## 2 調節力

　歳をとると近くのものがはっきり見えなくなる．いわゆる**老眼**である．はっきり見える最も近い距離 [m] を**近点**といい，その逆数を**調節力**という．例えば 0.5 m の近さまではっきり見えるとすると，調節力は 0.5 の逆数の 2 となる．図 8・3 は，年齢によって調節力がどのように変化するかを示している．若いうちから調節力は低下していくのがわかる．しかし，0.3 m 程度まで遠ざけないとはっきり見えなくなる 40 歳前後にならないと，調節力が低下したことには気付かない．60 歳を過ぎると調節力は 1 以下となり，ものがはっきり見えるのは 1 m 以上となる．調節力の低下の主な原因は水晶体が年とともに弾力を失うためである．弾力を失うと十分に水晶体が膨らまなくなり，近くにピントを合わせられなくなる．近くにピントを合わせるためには凸レンズが使われているメガネ（老眼鏡）を用いることになる．国産のメガネが普及し始めたのが明治時代以降であるので，それ以前は年齢とともに細かいものが見えにくくなってもどうすることもできず，苦労していたことが想像される．

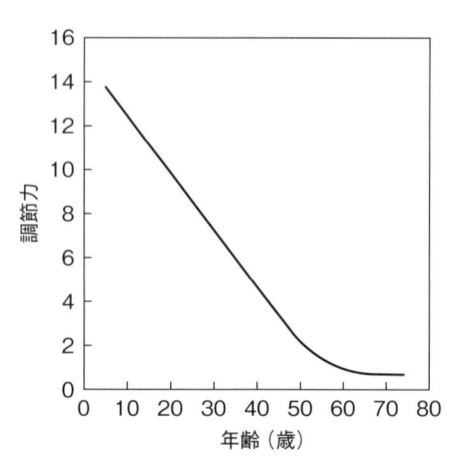

図 8・3　年齢と目の調節力（池田ら，1995）

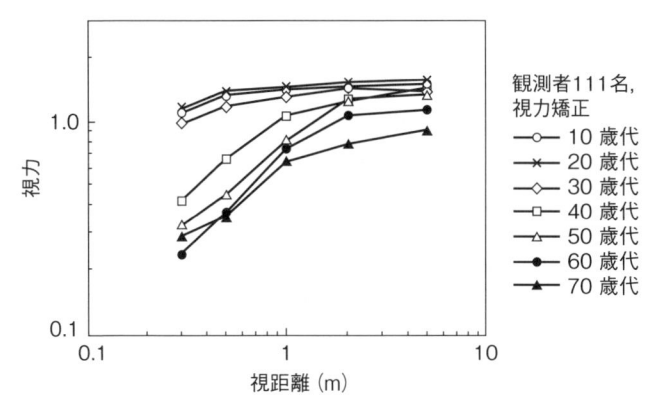

図 8・4　年齢別の視力と視距離（佐川, 2010）

　図 8・4 に視力と視距離の関係を年齢別に示す．40 歳代になると 1 m 以下の近距離において視力が低下することがわかる．

# 3　水晶体の分光透過率

　波長と透過率の関係について年齢別に比較した結果を図 8・5 に示す．縦軸は波長 650 nm の透過率を 1 とし，それとの比で透過率を表している．波長が短くなるにしたがって透過率は低下するが，その傾向は高齢者ほど顕著になる．これは加齢とともに水晶体が黄変し，短波長の透過率が減少するためである．これらにより，図 8・6 に示すように短波長の光に対する感度が低下する．すなわち青みの感度が低下し，視野が黄みを帯びてくると考えられる．しかし，実際には**色順応**のため，色が大きく変化して見えることはない．

　透過率の低下が進んだのが白内障である．すりガラスを通して見たような状態になり，視力が落ちてくる．白内障になる人の割合は年齢とともに増えていき，80 歳を過ぎるとほとんどの人が罹患する．視力を取り戻すためには手術が必要である．超音波で濁った水晶体を砕いて吸引し，その後に人工

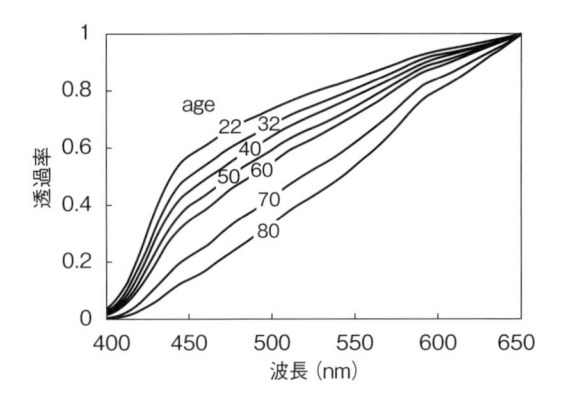

図8・5　各年齢での水晶体分光透過率（岩田，2004）

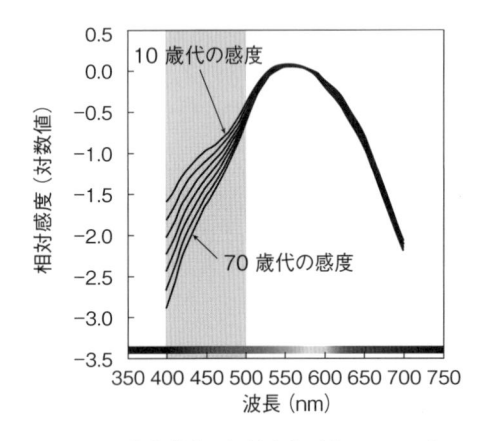

図8・6　分光感度の加齢変化（佐川，2010）

レンズを入れる．
　加齢により，照度が低いときに瞳孔の大きさが十分大きくならなくなる．また，加齢により水晶体の透過率が減少する．これらのことにより高齢者は，若年者に比べて網膜に達する光が少なくなる．図8・7に，若年者（22歳）と同じ量の光を網膜に到達させるためには，何倍の照度を必要とするかが示されている．例えば10 lxのとき，70歳では約3倍の照度を必要とし，80歳では4倍以上の照度を必要とする．

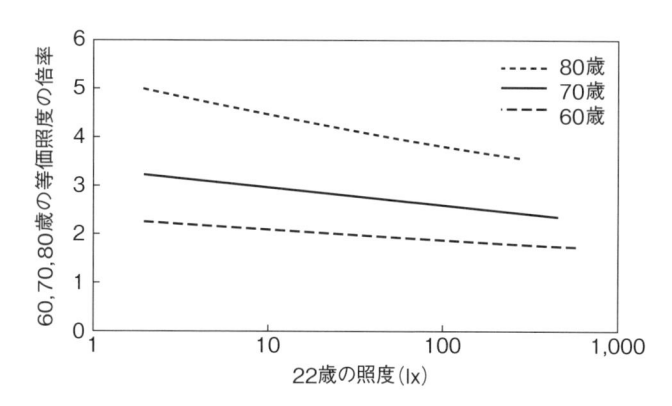

figure 8·7 22歳に対する 60, 70, 80 歳の等価照度の比 (岡嶋, 1999)

## 4 年齢と視力

図 8·8 に年齢と視力の関係を示す．生まれたばかりの赤ん坊は非常に視力が悪く，0.025 くらいである．視力 0.025 は 30 cm 先で 3 mm の大きさで識別できる程度であり，抱いている母親の顔がどうにかわかる．小児のとき片方の目の視力が悪いと視力の良い目だけを使ってものを見るようになり，それが原因で**斜視**になるといわれている．

成長とともに視力はよくなり，10 歳くらいで成人とほぼ同じになる．その後 50 歳くらいまではほとんど変化しないが，60 歳くらいから視力は急激に低下していく．

年齢と動体視力の関係を図 8·9 に

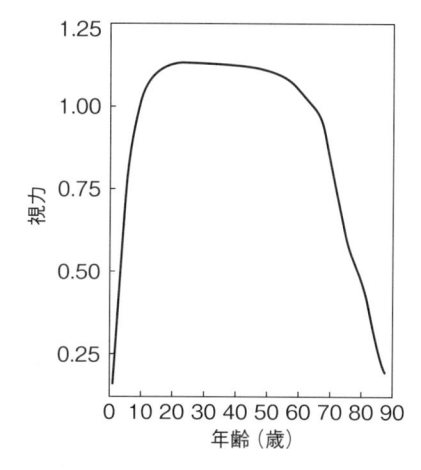

図 8·8 年齢と視力 (池田ら, 1995)

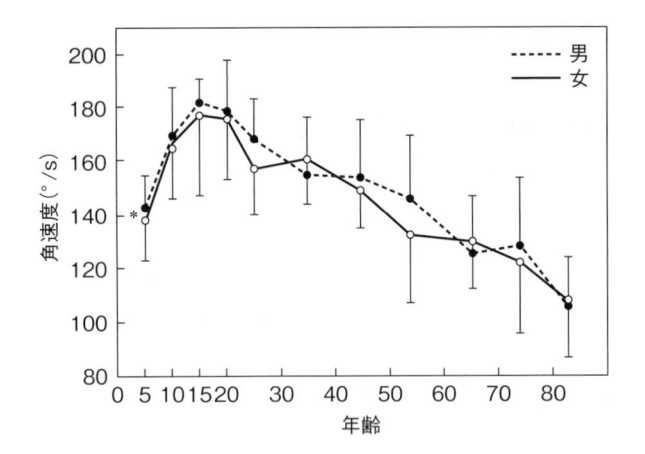

図 8·9 年齢と動体視力の関係 (Ishigaki et al, 1994)

示す．縦軸は視力値で 0.025 のランドルト環の切れ目を識別できる角速度（°/s）を表している．通常の視力と同じように，動体視力も 15〜20 歳でピークに達し，その後年齢とともに低下することがわかる．

## 5 照度と可読性（年齢による比較）

図 8·10 に視力と輝度レベルの関係を示す．どの年齢層でも輝度のレベルが下がると視力が低下する．いずれの輝度においても年齢が高いほど視力は低い．視力 1.0 のときの輝度は 20 歳代で約 10 cd/m$^2$ であるのに対して，60 歳代では約 100 cd/m$^2$ と 10 倍の輝度を必要とする．

8 ポイントの文字を 40 cm の距離から読むとき，照度と「普通に読める」以上の評価となる累積確率の関係を図 8·11 に示す．若年者（平均 23 歳）の場合 照度 20〜30 lx で半数の被験者が「普通に読める」以上の評価をしているのに対して，高齢者（平均 70 歳）では半数の被験者が「普通に読める」以上の評価となるのには約 500 lx 必要である．

## 5. 照度と可読性（年齢による比較）

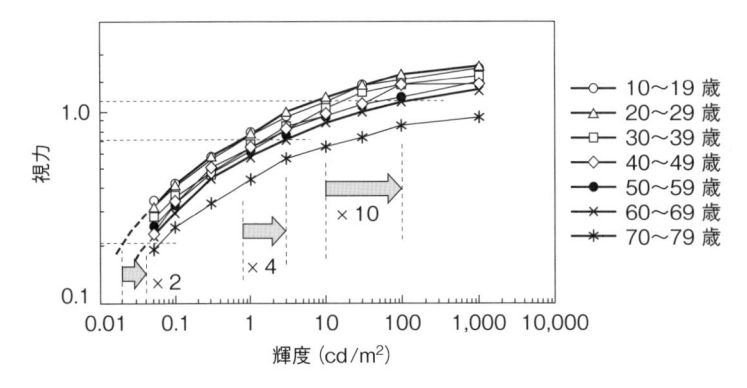

図8・10　輝度と年齢別視力（佐川，2010）

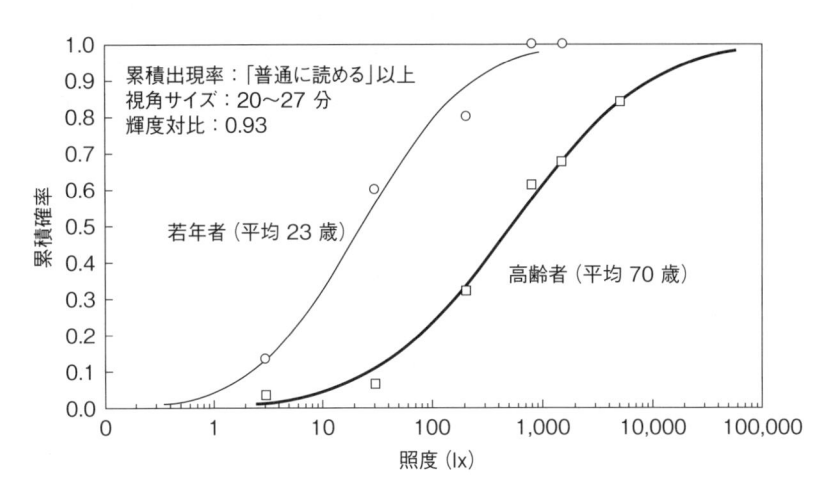

図8・11　照度と「普通に読める」以上の評価となる累積確率との関係（岡嶋，2000）

　図8・12に住宅内の場所ごとにおける高齢者（64〜80歳）の快適照明レンジと若年者（21〜24歳）の快適照明レンジを比較したものを示す．高齢者の快適照明レンジは若年者の快適照明レンジに含まれている．高齢者は若年者に比べ，明るい照明を不快に感じやすく，暗い照明では見えにくくなる傾向を示している．特に下限の照度は若年者の数倍の値となっている．

　空間周波数とコントラスト感度の関係について，若年者と高齢者を比較し

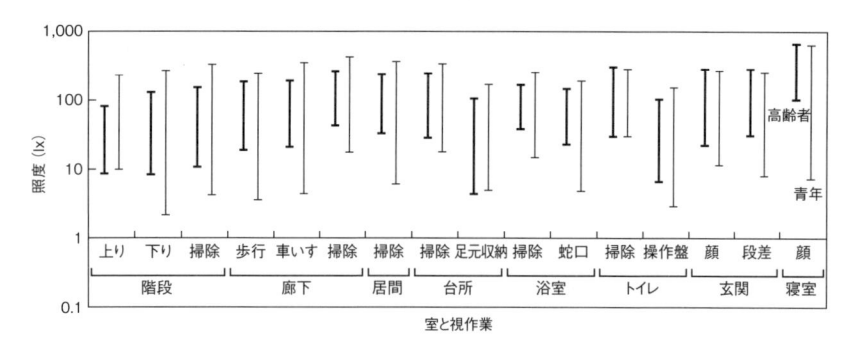

図8·12 高齢者と若年者の快適照明レンジ（岡嶋，2012）

た結果を図8·13に示す．**コントラスト感度**とは，正弦波状に濃淡が変化する縞模様を見たとき，その縞が見えるかどうかの境界の縞の濃淡（コントラスト）を求め，その逆数をとったものである．すなわちコントラスト感度が高いほどわずかな濃淡でも識別できることを意味する．また，**空間周波数**は，視角1°の間に濃淡の縞がいくつあるかを表す．したがって空間周波数が高くなるにしたがって縞は細くなっていく．図8·13より，空間周波数が低いとき，すなわち大きなものを見るとき，若年者と高齢者のコントラスト感度の差は小さい．しかし，空間周波数が高いとき，すなわち細かいものを見る

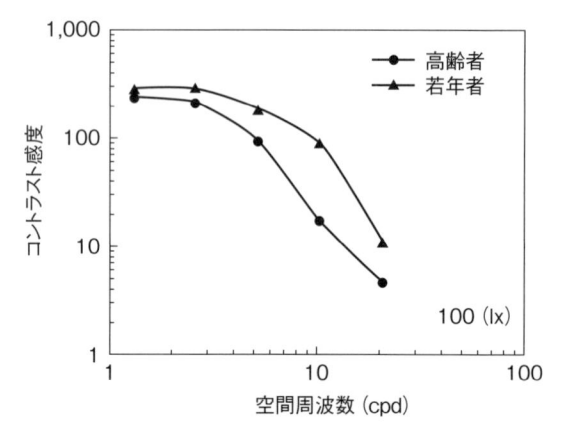

図8·13 100 lxでの高齢者と若年者の空間周波数特性（岩田，2004）

とき，高齢者のコントラスト感度は若年者に比べて低くなる．高齢者がものを見るときの感度は若年者に比べて低下するが，特に細かいものを見るときの感度の低下が大きくなることを示している．高齢者が文字を読むときや裁縫をするときなどに，個別の照明を用意するなどの配慮が必要となってくる．

### 演習問題

1) 歳とともに調節力が低下する理由について説明せよ．
2) 高齢者と若年者が同一の空間を使うとき，照明に関して配慮すべきことを述べよ．

### 参考文献

[1] 戸塚元吉."加齢による聴覚の錐体とその対策". 鎌田 ケイ子, 松下 和子編. エイジングと看護, 看護MOOK, No.32(1989)
[2] 斎藤一. 向老者の機能の特性－定年制問題を背景に考えて－. 労働の科学, Vol.22, No.1, p.4-9(1967)
[3] 池田光男, 池田幾子. 目の老いを考える. 平凡社(1995)
[4] 佐川賢. アクセシブルデザイン －高齢者・障害者にやさしいデザイン手法と国際標準化の動き. 感性工学, Vol.9, No.3, p.147-152(2010)
[5] 岩田三千子. 高齢者の視覚と色彩. 照明学会誌, Vol.88, No.1, p.34-36(2004)
[6] 岡嶋克典. 水晶体と瞳孔の年齢変化から導出した高齢者の等価照度換算式. 照明学会誌, Vol.83, No.8, p.556-560(1999)
[7] Ishigaki, H. and Miyao, M. Implications for dynamic visual acuity with changes in age and sex. *Perceptual and Motor Skills*, Vol.78, p.363-369(1994)
[8] 佐川賢. 総論 社会福祉を支える照明技術. 照明学会誌, Vol.94, No.3, p.168-170(2010)
[9] 岡嶋克典 他. 高齢社会の照明を考える. 照明学会東京支部 技術セミナー資料(2000)
[10] 岡嶋克典. 高齢者の視覚特性と必要照度. 照明学会誌, Vol.96, No.4, p.229-232(2012)
[11] 岩田三千子. 高齢者福祉施設の照明. 照明学会誌, Vol.88, No.9, p.703-708(2004)

# 9章
# 心地よい光環境

　どのような光環境を心地よいと感じるのであろうか．ある人にとって心地よいものが，ほかの人にとっては不快になることもある．また同じ人にとっても，あるとき心地よいと感じたものが，別のときには不快に感じられる場合もある．このように心地よさには個人差があり，また あいまいなものである．それでも心地よい光環境には共通の特性があり，多くの人に受け入れられる条件がある．

## 1 快適さとは

　快適性を構成する要因としては，使いやすさ，楽しさ，心地よさなどが挙げられる．もの作りでは，流行に乗ったものを大量に生産し消費する時代が続いてきた．このようななかでは使いやすく便利なものや楽しさを与えてくれるものが重視され，心地よさはややもすると忘れられがちになってきた．
　光環境においても，身の回りの空間をいつでもスイッチ一つで明るくできるようになり，イルミネーションやライトアップなど人の目を楽しませてくれる光が増えてきた．強い光があふれるなかで，本当に心地よい光はなかなか存在しない．昔ながらの囲炉裏やロウソクの火などにかえってほっとした

りやすらぎを感じたりする．

心地よい光環境を実現するための条件について，自然の光や昔から使われてきた明かりをヒントに考えてみたい．

## 2 太陽やたき火の光の特徴

サルからヒトに進化し，2本足で歩くようになったのは400万年以上前といわれている．その頃は，**人工光源**を使うことはなく，自然の光のなかで生活していた．日の出の約1時間前から明るくなり始めるが，それとともに目覚め，活動を開始し，昼間の明るい日差しのなかで狩りをしたり木の実をとったりして暮らしていた．そして，日没とともに活動を終え，暗くなる頃に眠りについたと思われる．

人が使った最初の人工光源はたき火であった．およそ100万年前から火を使うようになったといわれている．その後，ランプやロウソクが使われるようになるごく最近まで，人は太陽などの自然の光とたき火の光のなかで生活してきた．

太陽の光とたき火の光の特徴を表9·1に示す．人が活動する昼間は，色温度の高い白くて強い太陽の光が頭上から射してくる．一方，活動を終え休息に入る夕方頃は，色温度の低い黄色がかった弱い太陽の光が横から射してくる．また，休息時の光であるたき火は，夕陽と同じように色温度の低い黄色がかった弱い光であり，横から射してくる．

表 9·1 太陽やたき火の光の特徴

|  | 光の強さ | 色温度 | 光の方向 |
| --- | --- | --- | --- |
| 昼間の太陽 | 強い | 高い | 上から |
| 夕方の太陽 | 弱い | 低い | 横から |
| たき火 | 弱い | 低い | 横から |

太陽光は空気の層を通って地上に届く．空気の分子は光の波長より十分に小さいが，そのような場合，光の散乱量は波長の4乗に反比例する．地上に届くまでに，波長の短い青色の光のほうが赤色に比べ散乱されやすく，減衰しやすい．太陽高度が低くなるにしたがって，太陽光が地上に届くまでに通過する空気の層は長くなり，青い光は途中でさらにより多く散乱されて地上に届きにくくなる．このため夕方の太陽光は波長の長い光の成分が相対的に増え，黄色がかかり，色温度が低くなる．太陽からの直達光の色温度は，正午が約 5400 K であるが，日の入り 1 時間前には約 3500 K に低下する．

## 3 心地よい照明の条件

### 3.1 強さ，色温度，方向

前節で述べたように，人は太陽やたき火の光のなかで生活しながら進化してきたため，人の光に対する感性は，それらの光がもつ特徴の影響を受けていると考えられる．太陽やたき火の光と同じような特性をもたせるためには，働いたり勉強したりするオフィスや教室の照明は，高色温度で高照度の光源を天井に設置すればよい．また，休息やだんらんの場所では低色温度で低照度の光源を壁に取り付けたり，床に置いたりすればよい．

色温度の高い白い光で照度が低いとさびしく陰気な感じになるが，これを色温度の低い**電球色**に変えると暖かい雰囲気を出すことができる．横からの光は豊かな**陰影**を与えるとともにリラックスした雰囲気を出す．特に，和室における光源の位置は目の高さより低くし，ほのかに灯る柔らかい光にすることにより落ち着いた空間を作ることができる．

## 3.2 明るさの変遷

図9・1に事務室の**推奨照度**の変遷を示す．アメリカでは1910年頃の推奨照度は30 lx，日本でも戦前は100 lx以下であった．それが1970年頃には1000 lx前後と急激に推奨照度が高くなっている．しかし最近，高すぎる照度に対して見直しの動きもある．アメリカではオフィスに必要な明るさは400〜500 lxとしていて，日本でも厚生労働省指針ではオフィスの照度を300〜500 lxとしている．

現在使われている60 Wの白熱電球の全光束が810 lmであるのに対して，昔日本で使われていた照明はずっと暗く，行灯が約6 lm，和ろうそくは約30 lmであり，およそ1/10〜1/100の光の強さであった．行灯を30 cmの高さに置き，そこから30 cm離れた地点での照度は1 lxを下回っていたようである[2]．住宅の居間でのだんらんや娯楽の場合は，150〜300 lxが望ましいとされているが，昔の住宅ではずっと暗く，例えば茶室では数lxの照度であったようだ．

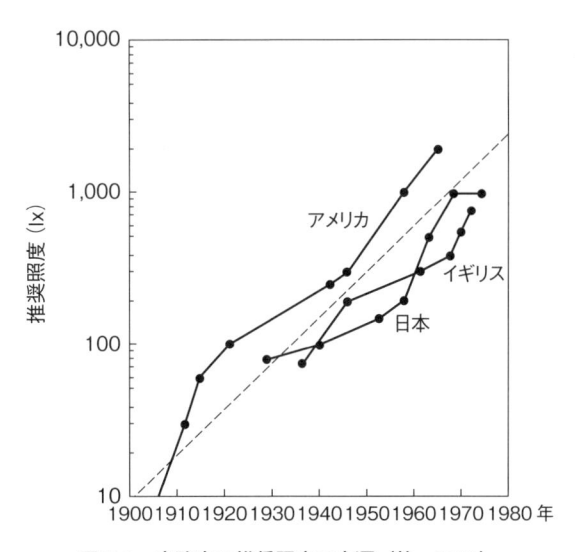

**図9・1　事務室の推奨照度の変遷（乾，2006）**

現代ではほとんど一日中明るいところで生活している．夜になっても目の順応状態としては明所視のまま暮らしていることになり，暗所視で生活することはほとんどなくなってきた．このようなことが続くと，人の目の視細胞のうち暗いところで働く桿体はいずれ退化してしまうかもしれない．夜，暗さのなかにいると心が落ち着きリラックスできるが，明るいとストレスになり明日への英気を養うことが難しくなる．また，質の高い睡眠を得るには就寝30分前から部屋をほの暗くするのがよいとされている．

## 3.3 光源の大きさ

白熱電球やLEDのような点光源またはそれに近い光源によって照らされていると，はっきりとした影ができ，**光沢感**が出る．晴天の屋外の印象に近くなり，自然な雰囲気が得られる．また，表面の微小な影や光沢により**材質感**が得られる．ただ，小さな光源が視線近くに来るとグレアにより不快感が生じやすくなる．人の顔に一方向から光が当たると影ができて凹凸が強調され，きつい印象を与えるとともにしわが目立つようになる．

一方，蛍光灯のような大きなまたは長い光源によって照らされていると，影が不明瞭であり，光沢が弱くなる．柔らかい光となり，曇天からの光の印象に近い．日本古来の和室の明かりは，昼間は障子からの外光であり，夜は行灯などであった．和紙を通した拡散性のある面光源が中心であり，柔らかい明かりのなかで生活をしていた．

## 3.4 多灯照明

主照明を天井に設置し，補助照明をいくつか壁に設置した場合の印象評価を調べた結果を図9・2に示す．室内に照射されている全光束が同じ場合，補助照明の数が多いほうが高い快適性が得られている．

3. 心地よい照明の条件

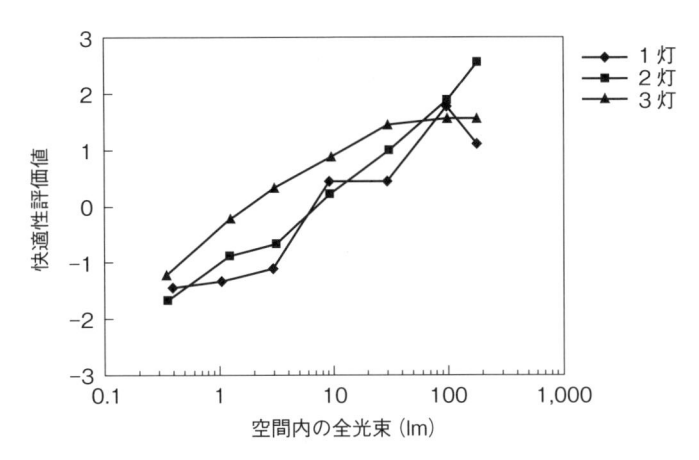

図 9・2 補助照明の数が快適性に及ぼす影響（朝倉，2008）

## 3.5 生活行為と明るさの均斉度

図 9・3 は，横軸を明るさの均斉度，縦軸を明るさとし，人の行為に対する快い採光を示したものである．勉強をするときは明るく陰影の少ない均一な照明が適している．食事やだんらんの場では陰影のある不均一な照明が好まれる．

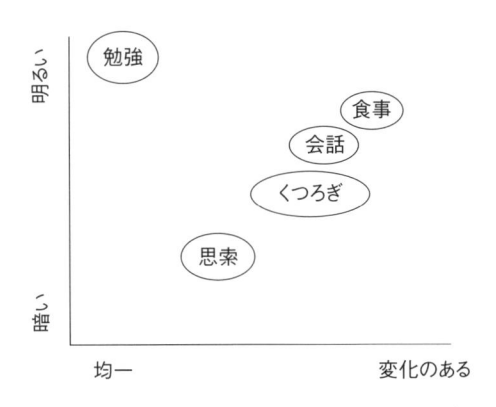

図 9・3 人の行為に対する快い採光（小泉，2000）

## 4 暗い室内で照明を点灯したときの不快感

　夜，暗い室内にいて照明を点灯したときに不快を感じる．このとき生じる不快感の強さは，照明が瞬時に明るくなる場合と時間をかけて明るくなる場合では異なる．暗順応状態において，照明を点灯することによる明るさの変化方法と不快感の関係について図9・4に示す．縦軸の不快感の値は図9・5による．点灯した光の波形を図9・6に示す．図9・4より，明るくなるまでの時間が長くなると不快感は低くなる．また，明るくなるまでの時間が同じ場合，点灯直後の輝度が小さい波形のほうが不快感は低くなる．

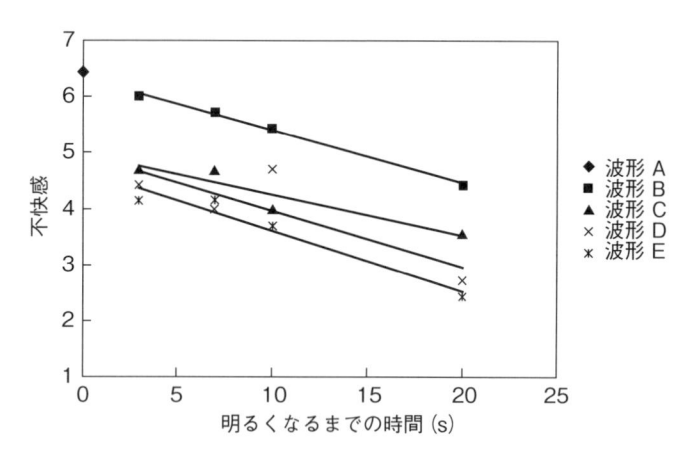

図9・4　明るさの変化方法と不快感の関係（塚原ら，2008）

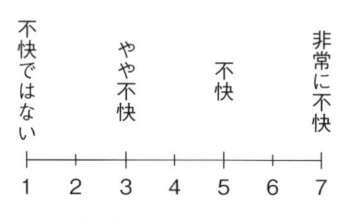

図9・5　不快感の評価（塚原ら，2008）

5. 光色と肌の見え方　　121

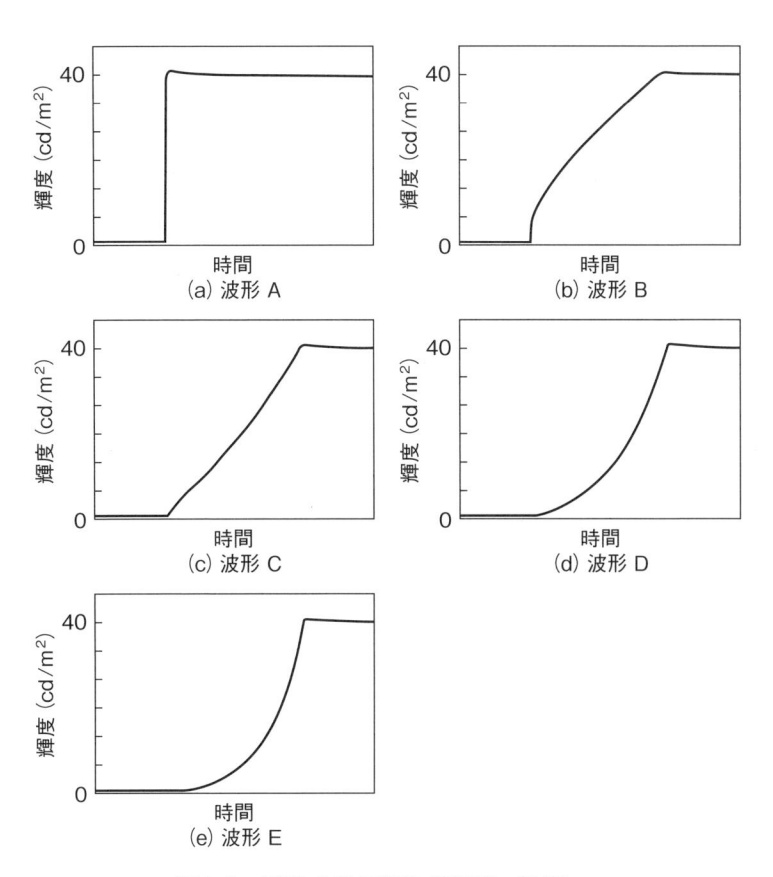

図9・6　点灯した光の波形（塚原ら，2008）

## 5　光色と肌の見え方

　図9・7に日本人女性の肌の**分光反射特性**を示す．波長が長くなるにしたがって反射率も増加しているが，550 nm 付近（緑から黄色）に「へこみ」がある．年をとるとこの「へこみ」が小さくなる．そうすると生き生きとした感じが失われて，くすんだ印象を受けるようになる[6]．

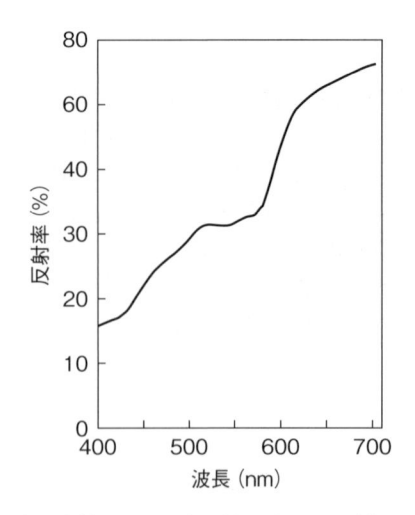

図9・7　日本人女性の肌の分光反射スペクトル（南，2002）

　照明によって肌の見え方が変わる．蛍光灯や白色 LED のなかには 580 nm 付近の黄色の波長を多く含むものがある．このような光源の下では見かけ上「へこみ」が小さくなり，肌が黄色くくすんで見える．しかし，白熱電球や長波長の赤色を多く含む光源を使うと，肌に赤みが増し健康的に見えるとともに，しみやそばかすが目立ちにくくなる[7]．
　また，肌の色を白く見せたいときは，色温度の高い青白い光が効果的という実験結果が得られている．

## 6　空間の明るさ感[8]

　ドアを開け部屋に入ったとき，その部屋が明るいあるいは暗いなどと感じる．視野には壁や天井，家具などが映っている．また視線は次々と移動し，留まることがない．部屋の明るさは照度で判断するのが一般的だが，照度が

高くても暗いと感じ，照度が低くても明るいと感じることがある．何によって自分のいる空間の明るさを判断しているのであろうか．

空間全体から感じる明るさは，「**空間の明るさ感**」または単に「**明るさ感**」とよばれている．「空間の明るさ感」に直接影響を及ぼすものとしては以下のことが挙げられる．

### (a) 空間の輝度

空間にいる人の目に届く光は，空間の輝度分布と関係する．空間の平均輝度が高いと空間を満たしている光の量が多くなると感じ，「明るさ感」は増す．照度が同じでも，壁などの反射率が高いと輝度は高くなり「明るさ感」は増す．また，視野内に輝度の高い光源があると「明るさ感」は増す．

### (b) 順応輝度

夜，暗い裏道から道路照明のある通りに出ると，その場所を明るく感じる．逆に明るい部屋から道路照明のある通りに出ると，その場所を暗く感じる．今までいた場所の明るさ，すなわち目の順応状態によって，移動していく先の「明るさ感」は影響を受ける．

### (c) 演色性

演色性の低い光源で照明した場合より，演色性の高い光源で照明するほうが「明るさ感」は増す．演色性が高い光源で照らされると有彩色のものが鮮やかに見え，「明るさ感」が増すと考えられている．

主に以上の要因によって「明るさ感」は影響を受けるとされているが，それらがそれぞれどのくらい影響するかは定かではない．空間の「明るさ感」を定量的に予測する方法が種々検討されているが，今のところ決定打はない．また，「空間の明るさ感」は，大きな個人差があるとともに見る状態によって異なり，あいまいで不安定なものである．

## 演習問題

1) 正午頃の太陽光と夕方の太陽光の違いについて説明せよ．
2) 光源の大きさによって，照らされるものの印象はどう変わるか説明せよ．

## 参考文献

[1] 乾正雄. 視覚と視環境. 理工図書 (1978)
[2] 小山恵美. ヒトの社会生活における光環境と生物時計について－工学および文化的考察－. 時間生物学, Vol.17, No.1, p.35-44 (2011)
[3] 朝倉啓, 入倉隆. 多灯分散照明方式における視野内の灯数と主観評価の関係. 照明学会全国大会講演論文集, 41, p.141-142 (2008)
[4] 小泉実. あかりで癒す楽しいくらし. 照明学会誌, Vol.84, No.9, p.698-701 (2000)
[5] 塚原剛, 入倉隆. 暗順応状態で光源を点灯した場合のまぶしさ不快感を低減する点灯時間パターン. 照明学会誌, Vol.92, No.8A, p.478-480 (2008)
[6] 南浩治. 肌の見えと照明. 照明学会誌, Vol.86, No.1, p.43-44 (2002)
[7] 吉川拓伸. あかりで肌をより美しく. 照明学会誌, Vol.85, No.12, p.985-986 (2001)
[8] 照明学会「空間の明るさ評価研究調査委員会」,「空間の明るさ感に基づく照明デザインに関する研究調査委員会」.「空間の明るさ感」検討のためのリファレンス・データ. 照明学会 (2010)

# 10章
# 光の視覚以外への影響

　19世紀までは一部の人を除いてほとんどの人が昼間屋外で働いていた．しかし近年では9割以上の人が屋内で働いている．昼間の屋外は晴れた日であれば数万lxにもなるが，オフィス，店，住宅，地下街などの照度はおよそ200〜700 lxであり，屋外の100分の1程度になる．このように，近年一般に強い光を浴びることが少なくなってきている．そして昼間と夜の光環境の変化が少なくなってきている．

　日光に含まれる紫外放射はシミや皮膚がんの原因となる一方，昼間日光を浴びることは，忍耐力やストレスに対する抵抗力を高めるといわれている．ストレスの多い現代人にとって，もう少し日光を浴びることが必要になってきているのかもしれない．また紫外放射には健康な骨に関係のあるビタミンDを作る働きがある．数百万年前にアフリカで誕生した人類がやがて光の弱いヨーロッパにわたっていくなかで，それに適応できるように皮膚の色が白くなり，紫外放射を吸収しやすくなっていったといわれている．

## 1 生体リズムに及ぼす影響

一日は 24 時間であるが，人はそれに合わせて図 10・1 に示すように 24 時間の**生体リズム**（概日リズム）で生活している．体温が高い時間と**覚醒度**の高い時間は一致する．体温の高いときに活発に活動し，体温の低いときに休憩や睡眠をとっている．しかし，人が本来もっている一日のリズムは 24 時間よりは長い．外部から遮断され時間の手がかりのない部屋にいると，人は 24 時間よりは少し長い周期で生活することが実験で確かめられている．

太陽や月の潮汐力がブレーキとなり，地球の自転周期は徐々に長くなっている．1 年間で一日の長さが 15 $\mu$s ずつ長くなっている．将来，一日が 24 時間より長くなり，人の生体リズムと等しくなるかもしれない．月の自転周期と公転周期が等しいように，最終的には地球の自転周期は公転周期に等しくなり，常に同じ片側の面が太陽に照らされ，一日は無限の長さになることもあるかもしれない．

人は本来もっている周期を毎日少しずつ早め，一日の 24 時間に合わせている．生体リズムをうまく 24 時間に合わせることができなくなると，昼間活動すべきときに覚醒度が十分に上がらなかったり，夜眠るときに覚醒度が下がらずなかなか眠れないということになる．生体リズムを毎日早めるのに大きな役割を果たしているのが，太陽の光である．朝起きて太陽の光（2500

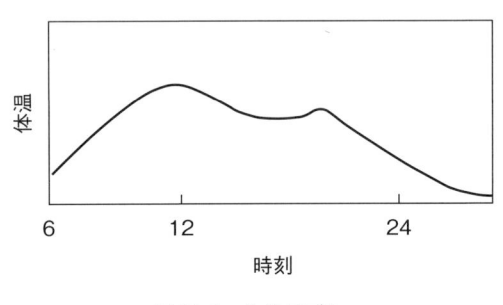

**図 10・1 生体リズム**

～3000 lx 以上）を浴びることにより，生体リズムを合わせることができる．そのほかに食事，仕事，温度などが生体リズムを早める効果があるといわれている．

夜間に強い光を浴びると生体リズムが崩れ，その後しばらく覚醒度が下がらず寝付けないということがおきる．顔面照度 100 lx 前後の屋内照度レベルでも影響する可能性が報告されている[1]．これは睡眠関連ホルモンといわれている**メラトニン**が，主に 460 nm 付近の波長の光で抑制されるためである．就寝前の時間帯には必要以上の受光を避けることが望ましい．

近年，概日リズムの光同調に関わる光受容器として，**内因性光感受性網膜神経節細胞**が網膜上にあることが発見された．この内因性光感受性網膜神経節細胞における光受容は，視細胞による光受容と何らかの相互作用を果たしながら，概日リズムの光同調に寄与していることが明らかになった[2]．

## 2 味覚に及ぼす影響

光は人の生理とさまざまに関係しているが，味覚にも影響を及ぼすことがある．図 10・2 には光の照度および色温度と甘味閾値の関係について示して

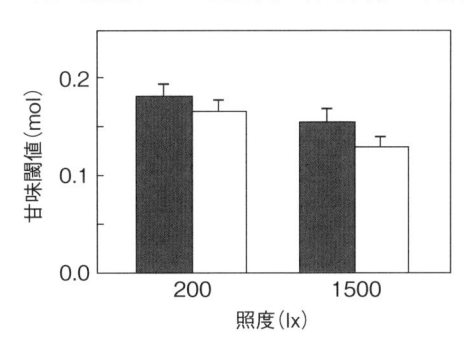

図 10・2　照度と甘味閾値の関係（勝浦，2007）
■：色温度 3000 K，□：色温度 7500 K

いる．照度が高くなると甘味閾値が小さくなる．すなわち明るいところでは甘味を感じやすくなる．また光の色温度が高く（白っぽく）なると甘味を感じやすくなる．ほかの味覚についても同じように，昼間の屋外のような照度や色温度が高いところでは感度が増すことがわかっている．

## 3 時間感覚に及ぼす影響

　光の色が人の時間感覚に影響を及ぼすことがある．図10・3は180 s経過したと感じたときにストップウォッチのボタンを押すことにより時間経過の感覚を測定したものである．青色の光のなかにいるときよりも，赤色の光のなかにいるときのほうが短い時間で180 s経過したと感じることを示している．これは赤色光暴露時に覚醒水準が高くなることによると考えられている．

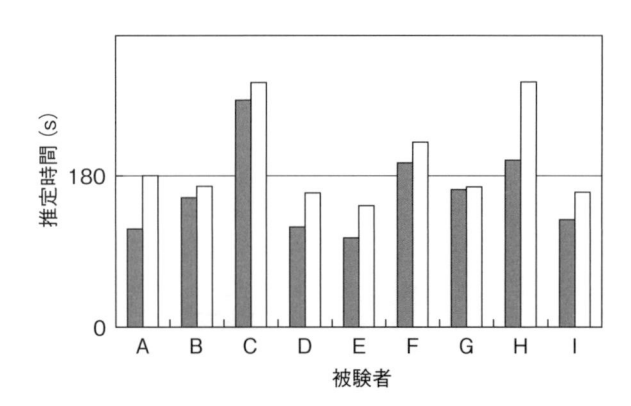

図10・3　赤色光（■）と青色光（□）条件の180秒推定時間（勝浦，2007）

## 4 温度感覚に及ぼす影響

　色温度を変え，夏季における冷房時の快適感の主観評価を行った結果を図10·4に示す．電球色の色温度は3000 K，昼光色の色温度は6700 Kである．最も評価が高くなる室温は，電球色に比べ昼光色のほうが約1℃高くなっている．また，冬季の暖房時において最も評価が高くなる室温は，夏季と同様に電球色に比べ昼光色のほうが約1℃高くなっている．このことは，夏季に高色温度の光源を使うと冷房の設定温度を高くでき，冬季に低色温度の光源を使うと暖房の設定温度を低くできることを示唆している．これにより，冷暖房消費エネルギーを少なくできる可能性がある．

　昼間経験した明るさの違いがその日の夜の温度感覚に影響を及ぼすことがある．図10·5は午前中3時間28℃の室内にいた後，室温を31℃に上げその後夕方にかけて徐々に室温を下げていった場合の温度感覚を調べたものである[5]．午前中の部屋の照度は2条件で，高照度（4000 lx）と低照度（200 lx）であり，その後の照度はともに200 lxである．昼間高照度の場所にいた場合

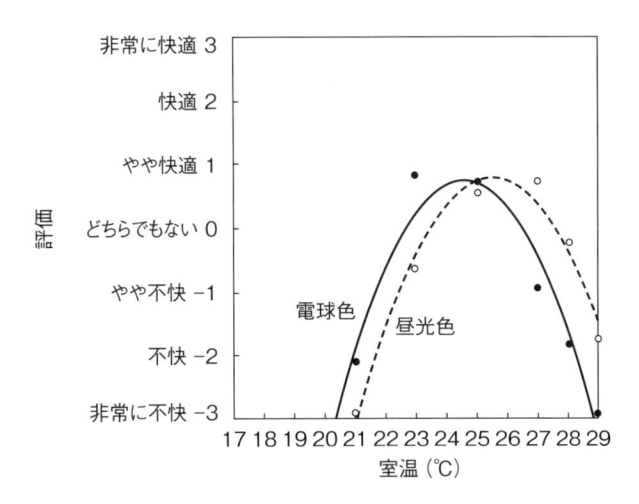

図10·4　光源の色温度と夏季における満足感・快適感（石川，1993）

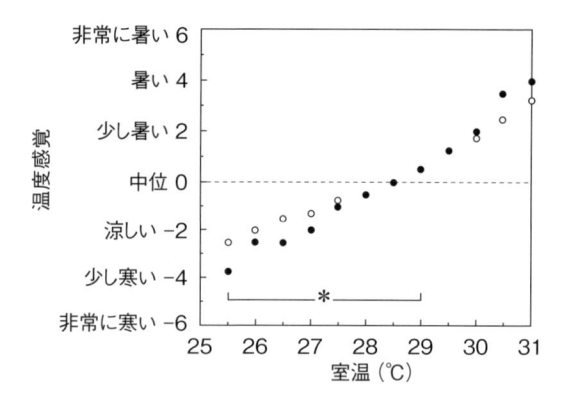

図 10・5 室温 31℃から 25.5℃の範囲における高照度（○）と低照度（●）条件間の温度感覚の比較（登倉ら，1999）
* $p < 0.05$.

と低照度の場所にいた場合を比較すると，高照度の場所にいたほうがその後の寒さを感じにくいという結果が得られている．

演習問題

1) 人は何によって生体リズムを 24 時間に合わせているかを述べよ．
2) 光源の色温度が視覚以外に及ぼす影響について述べよ．

参 考 文 献

[1] 野口公喜．光の生物時計機構への作用に関する近年の技術動向．照明学会誌, Vol.95, No.8B, p.481-485(2011)
[2] 高雄元晴．生物時計に対する光の作用機構．照明学会誌, Vol.96, No.10, p.694-699 (2012)
[3] 勝浦哲夫．感じ方の色色－光の味覚，時間感覚におよぼす影響－．照明学会誌, Vol.91, No.10, p.651-654(2007)
[4] 石川泰夫．光色と快適居住環境－光色による冷暖房省エネ効果について－．照明学会誌, Vol.77, No.11, p.690-692(1993)
[5] 登倉尋實 他."光環境と人間の生理反応1"．大石正編．光と人間．朝倉書店(1999)

# 11章
# 光の及ぼす傷害

　目を通して多くの情報を得たり，生体リズムを合わせたりと，光は人にとってなくてはならないものである．しかし，光のうちで波長の短い青色光や光より波長の短い紫外放射は，このようなプラスの面ばかりではない．光子のエネルギーが大きい紫外放射や青色光などは化学的な作用が大きく，それらを浴びることによって傷害を受ける場合がある．

## 1　紫外放射

　波長が可視放射より短く，1〜400 nm までの放射を紫外放射（UV）とよぶ．太陽光（昼光）には UV が含まれており，晴天時の太陽高度が高い場合，UV は約 60 W/m$^2$ である[1]．近年，フロンガスなどの放出により，UV を遮るフィルタの役割をしているオゾン層が破壊され，地上に届く UV 量が増加している．このため，皮膚がんの発生率が増加したり，高地民族や戸外で農作業をしている人に白内障が増加するなどの影響が生じている．人工光源では，蛍光ランプや HID ランプにも UV が含まれているが，普通の白熱電球では UV の放射が問題となることはない．

CIE では通常，波長 100 nm 〜 400 nm の範囲を **UV-A**：315 〜 400 nm，**UV-B**：280 〜 315 nm，**UV-C**：100 〜 280 nm と区分している．また，紫外放射は波長により，**近紫外放射**：(300 〜 320) 〜 400 nm，**中紫外放射**：(200 〜 220) 〜 (300 〜 320) nm，**遠紫外放射**：1 〜 (200 〜 220) nm と分類されることもある．

光子のエネルギー $E$ は式(1)に示すように，波長が短くなるほど光子がもつエネルギーは大きくなる．そのため，可視光に比べ波長の短い UV では，化学的作用が大きくなり，日焼け，変退色，劣化などを引き起こす．

$$E = \frac{1240}{\lambda} \text{ [eV]} \quad\quad (1)$$

ここで，$\lambda$ は波長 [nm] を表す．

また，UV には**殺菌作用**がある．これは UV が細菌などの細胞核内の DNA に損傷を与えることによるものである．DNA 損傷の感度は 250 〜 260 nm が最大であり，細菌，カビ，ウィルスなどの微生物に対して効果がある[2]．

## 2 紫外放射による傷害の種類

### 2.1 急性傷害

200 〜 400 nm の近紫外放射および中紫外放射は，**日焼け**，**紫外性眼炎**などの急性傷害を引き起こす[3]．

日焼けには，皮膚が赤くなる紅斑と皮膚が黒くなる色素沈着がある．人種や個人差による違いが大きいが，**紅斑**は 250 〜 330 nm の UV がおよそ 300 J/m$^2$ 以上照射されることによって起こる．**CIE 紅斑作用スペクトル**を図 11・1 に示す．色素沈着は，340 〜 440 nm の放射により，皮膚内で**メラニン**が合成されることによって起こる．ただし，合成されたメラニンは UV を吸収するため，UV から皮膚を守る働きをする．

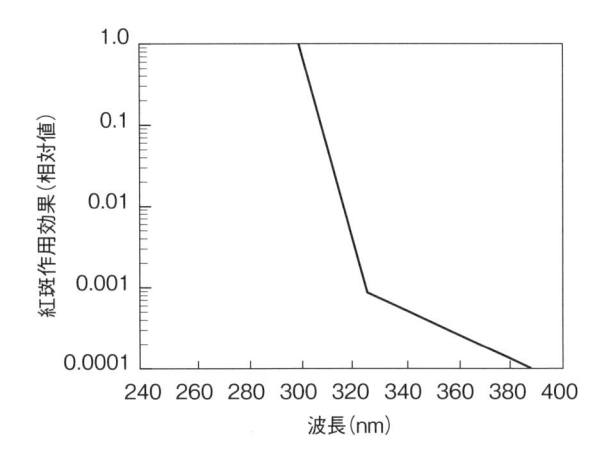

図 11·1　CIE 紅斑作用スペクトル（河本，1999）

　紫外性眼炎には**角膜炎**や**結膜炎**がある．220 ～ 320 nm の UV により角膜や結膜の組織が破壊されることによって引き起こされる．一般に，破壊された組織は 2 週間程度で修復される．UV 殺菌のランプを見たりするときは保護眼鏡を使用する必要がある[2]．また，300 nm 以下の UV は角膜や結膜で吸収され，水晶体や網膜に届くことはほとんどない．

## 2.2 白内障

　315 ～ 400 nm の UV-A を長期間受けることは，水晶体への傷害である**白内障**の発生原因となる．白内障を防止するには UV-A をカットできるサングラスが有効である．

## 2.3 皮膚の老化や皮膚がん

　UV-A の放射を中期的に受けると，たるみやしわなどの皮膚の老化を引き起こす．皮膚の防護の方法として，紫外線防止用化粧品がある．また，

UV-B の放射を受けると，皮膚がんや**悪性黒色腫**（悪性腫瘍の一種）の発生リスクが高くなる．日焼け用機器も，そのリスクを高めることが指摘されている．

## 3 紫外放射に対する基準

　眼および皮膚に繰り返し照射しても安全と考えられる閾値は，一日 8 時間を 1 期間として暴露を受ける場合の許容量として示される．ACGIH（米国産業衛生官会議）がその許容量である **TLV**（Threshold Limit Values）を勧告している．紫外放射の波長と TLV の関係[5] を図 11・2 に示す．
　目または皮膚に，予期しない生物学的傷害が生じる限界の露光時間を**露光許容時間**という．また，照射した**分光放射照度**と，波長ごとの作用スペクトルとの積の積分量（重価積分）を**実効放射照度**という．目および皮膚に対す

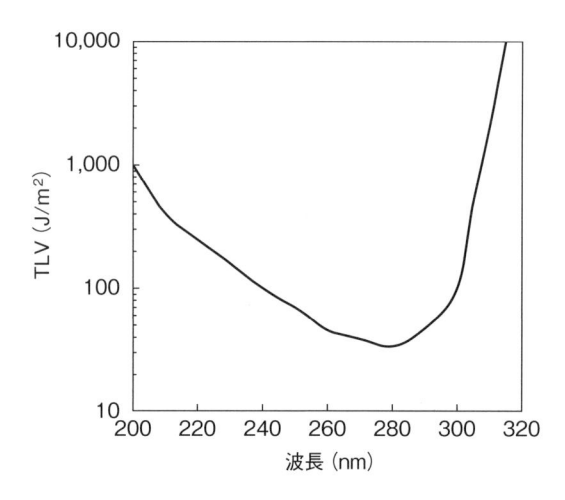

図 11・2　紫外放射の波長と TLV の関係（JIS Z 8812）

## 3. 紫外放射に対する基準

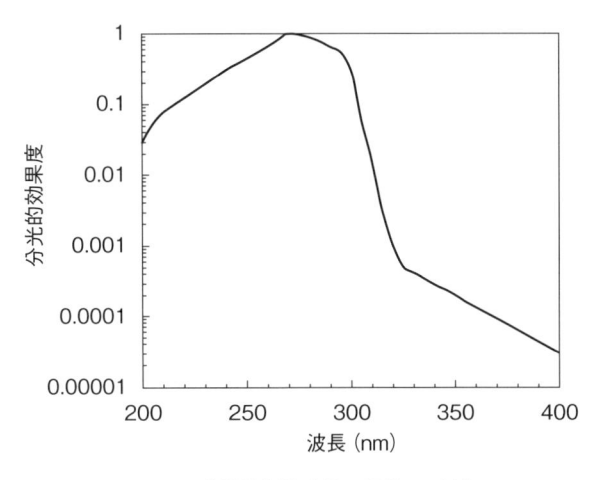

図 11·3 紫外放射傷害作用関数 $S_{UV}(\lambda)$

る紫外放射傷害の実効放射照度は式(2)，露光許容時間は式(3)によって求められる[6]．図 11·3 に示す**紫外放射傷害作用関数**は，270 nm をピークとし，200 nm ～ 310 nm において高い値をもつ．

$$E_S = \sum\nolimits_{\lambda=200}^{400} E(\lambda) \cdot S_{UV}(\lambda) \cdot \Delta\lambda \qquad (2)$$

$$t_{\max} = \frac{30}{E_S} \qquad (3)$$

ここで，$E_S$：目および皮膚に対する紫外放射傷害の実効放射照度 [W·m$^{-2}$]，$E(\lambda)$：分光放射照度 [W·m$^{-2}$·nm$^{-1}$]，$S_{UV}(\lambda)$：紫外放射傷害作用関数（図 11·3），$\Delta\lambda$：波長幅 [nm]，$t_{\max}$：露光許容時間 [s] を表す．

## 4 青色光による傷害

照射した**分光放射輝度**と，波長ごとの作用スペクトルとの積の積分量（重価積分）を**実効放射輝度**とよぶ．青色光による**網膜傷害**の実効放射輝度は式(4)，露光許容時間は式(5)によって求められる[6]．図 11・4 に示す**青色傷害作用関数**は，435 nm 〜 440 nm をピークとし，400 nm 〜 520 nm において高い値をもつ．紫外放射は角膜や水晶体でほとんどが吸収されるため，網膜への影響は小さい．ただし，白内障治療により水晶体を摘出した人は注意が必要である．

$$L_B = \sum_{\lambda=300}^{700} L(\lambda) \cdot B(\lambda) \cdot \Delta\lambda \qquad (4)$$

$$t_{max} = \frac{10^6}{L_B} \qquad (5)$$

ここで，$L_B$：青色光による網膜傷害の実効放射輝度 [W・m$^{-2}$・sr$^{-1}$]，$L(\lambda)$：分光放射輝度 [W・m$^{-2}$・sr$^{-1}$・nm$^{-1}$]，$B(\lambda)$：青色光傷害作用関数（図 11・4），$\Delta\lambda$：波長幅 [nm]，$t_{max}$：露光許容時間 [s] を表す．

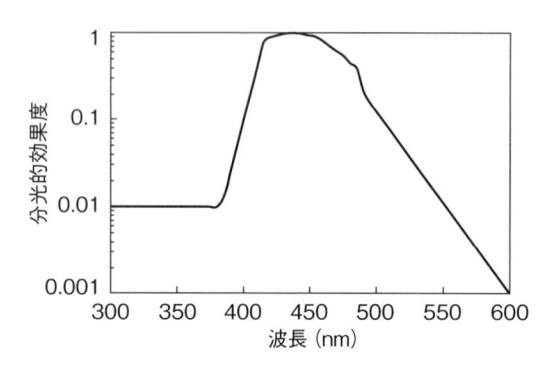

図 11・4　網膜傷害に関する作用関数 $B(\lambda)$

### 演習問題

1) 近紫外放射によってどのような傷害が発生するか説明せよ．

## 参考文献

[1] 河本康太郎. UV技術の動向と展望. 照明学会誌, Vol.77, No.3, p.118-123 (1993)
[2] 向阪信一, 山中泰彦. 紫外放射による殺菌作用. 照明学会誌, Vol.76, No.7, p.361-363 (1992)
[3] 河本康太郎. LED光源の人体への安全性に関する諸問題. 照明学会全国大会講演論文集 36, p.236-237 (2003)
[4] 河本康太郎. 紫外放射による人体への影響の評価方法. 照明学会誌, Vol.83, No.4, p.259-262 (1999)
[5] JIS Z 8812 (有害紫外放射の測定方法) (1987)
[6] JIS C 7550 (ランプ及びランプシステムの光生物学的安全性) (2011)

# 付　録

## 1　航空灯火や一般標識の色度範囲

　航空灯火や表示板の色度範囲は，国際照明委員会（CIE）の規格に準拠して定められている．ICAO の第 14 付属書で規定されている**航空灯火の色度範囲**を図 1 に，**一般標識の色度範囲**を図 2 に示す．

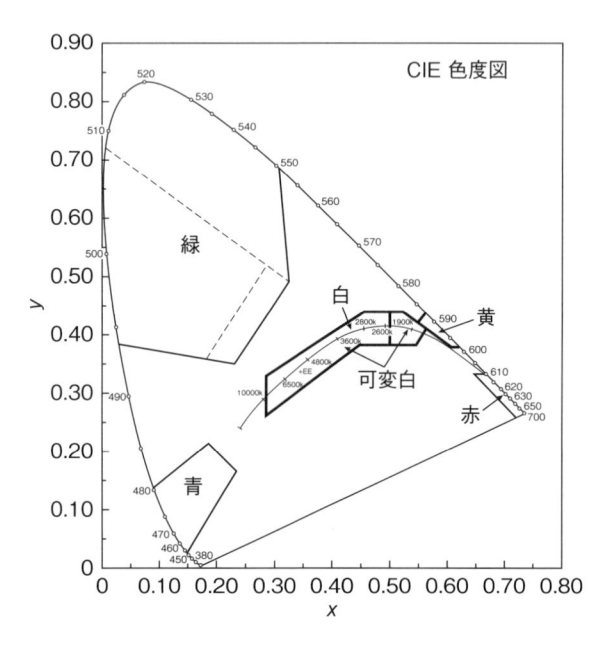

図 1　航空灯火の色度範囲（航空振興財団，1999）

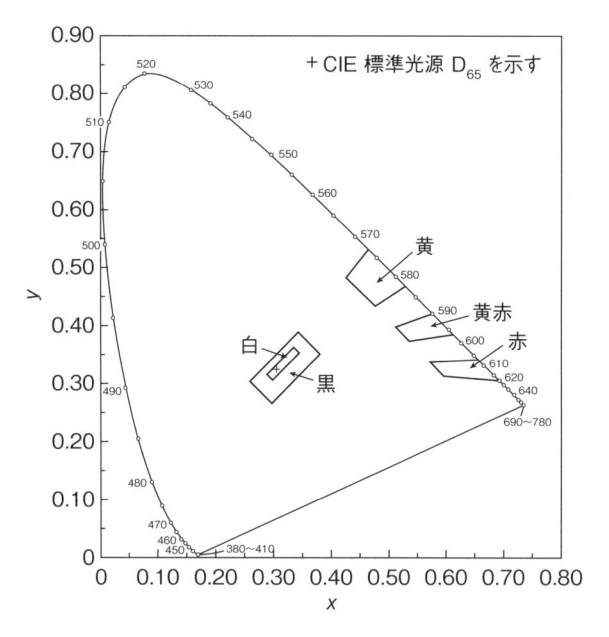

図2　一般標識の色度範囲（航空振興財団，1999）

## 2　低視程時における航空灯火や標識の見え方

### 2.1　RVR が示されているときの減衰係数の求め方

滑走路視距離 RVR（runway visual range）は，「滑走路中心線上にある航空機の操縦士が，滑走路面の標識，または滑走路の輪郭もしくは滑走路の中心を示す灯火を見ることができる最大距離」と定義されている．

大気の混濁の程度が RVR（$R$[m]）で示されているとき，減衰係数 $\sigma$[m$^{-1}$] は，式(1)と式(2)から求まる値のうち大きいほうの値を用いることとなる．

$$\sigma = \frac{3.0}{R} \quad (1)$$

$$\sigma = \frac{\ln \frac{I_0}{E_t R^2}}{R} \quad (2)$$

式(1)は滑走路面標識の識別限界輝度対比 $\varepsilon$ を 0.05 として求めたものであり，式(2)は滑走路灯もしくは滑走路中心線灯の閾値角膜照度から求めたものである．昼間の RVR が約 1000 m を超える場合を除いて，$\sigma$ は式(2)により求めることができる．式(2)の $I_0$ は，RVR が 600 m 以上の場合は滑走路灯の光度が適用され，RVR が 350 m 未満では滑走路中心線灯の光度が適用される．また，RVR が 350〜600 m のときは，滑走路灯の光度と滑走路中心線灯の光度を直線により補間した値が用いられる．

### 2.2 視認距離の計算

#### (a) 灯火の視認限界

灯火の視認限界は，式(3)によって求まる角膜照度が閾値になるときである．

$$E = \frac{Ie^{-\sigma r}}{r^2} \quad (3)$$

図3に示すように，閾値角膜照度は背景輝度により変わる．RVRの計算には，図3に示す連続関数の値または表1の値が閾値角膜照度として用いられる．

したがって，灯火の**視認距離**（視認限界距離）は，式(3)の $E$ の値が表1等の閾値角膜照度 $E_t$ になるような $r$ の値から求まる．ただし，式(3)は $r$ について解くことができないので，数値計算により求めることになる．

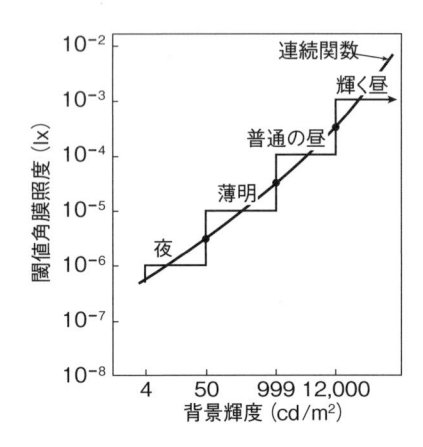

図3　背景輝度と閾値角膜照度の関係（航空振興財団，1999）

## 2. 低視程時における航空灯火や標識の見え方

表1　背景輝度と閾値角膜照度

| | 閾値角膜照度 $E_t$ (lx) | 背景輝度 (cd/m²) |
|---|---|---|
| 夜 | $7.7 \times 10^{-7}$ | 4〜50 |
| 薄明 | $10^{-5}$ | 51〜999 |
| 普通の昼 | $10^{-4}$ | 1,000〜12,000 |
| 輝く昼 | $10^{-3}$ | 12,000以上 |

注：昼の閾値角膜照度として，普通の昼と輝く昼の中間の $3.9 \times 10^{-4}$ lx が用いられる場合がある．

これらのことを基に，昼，薄明および夜の代表的な視程および RVR における灯火光度と視認距離の関係を求めた結果を図4に示す．ただし，昼の閾値角膜照度として，普通の昼と輝く昼の中間の $3.9 \times 10^{-4}$ lx を用いた．

### (b) 視認距離の計算例

それぞれの条件における視認距離を求めてみる．

**(1) 条件：十分大きな障害物，背景との輝度対比 $C_0 = 0.50$，視程 1500 m**

$C = C_0 e^{-\sigma r}$ より，視認距離 $r$ は，

$$r = \frac{\ln \frac{C_0}{C}}{\sigma} \quad (4)$$

となる．

まず減衰係数 $\sigma$ を求める．式(1)より，

$$\sigma = \frac{3.0}{V}$$
$$= \frac{3.0}{1500}$$
$$= 2.0 \times 10^{-3}$$

となる．

式(4)に今求めた $\sigma = 2.0 \times 10^{-3}$，$C_0 = 0.50$，$C = 0.05$（識別限界の輝度対比）を代入すると，

$$r = \frac{\ln \frac{0.50}{0.05}}{2.0 \times 10^{-3}}$$
$$\fallingdotseq 1200 \text{ [m]}$$

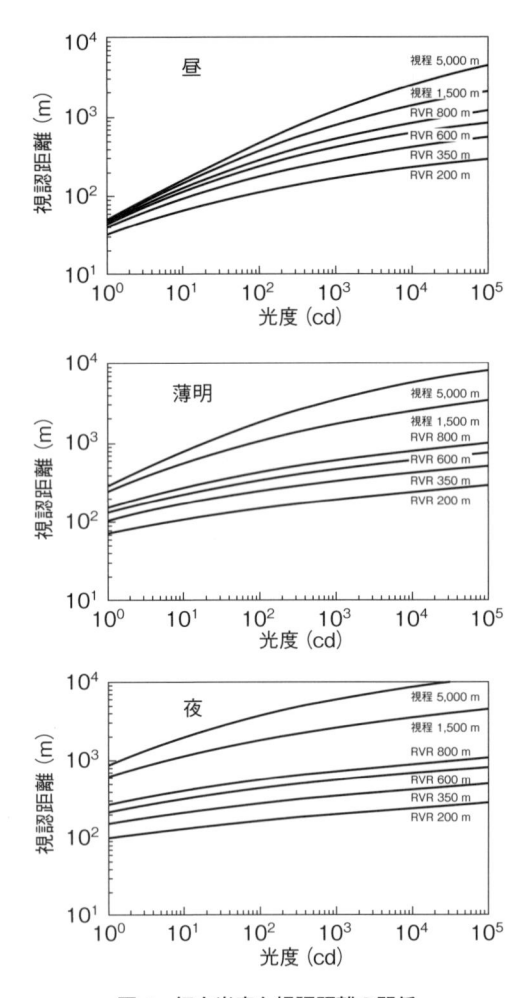

図4 灯火光度と視認距離の関係

となる．したがって視認距離は約 1200 m である．

**(2) 条件：1600 cd の航空障害灯，夜間，視程 3000 m**

灯火光度と視認距離の関係は，

$$E = \frac{Ie^{-\sigma r}}{r^2} \qquad (5)$$

となる.

まず減衰係数 σ を求める. 式(1)より,

$$\sigma = \frac{3.0}{V}$$
$$= \frac{3.0}{3000}$$
$$= 1.0 \times 10^{-3}$$

となる. 式(5)の $I = 1600$ を代入し,$E = 7.7 \times 10^{-7}$(夜間の閾値角膜照度 $E_t$)となるような $r$ を求める. $r = 4600$ のとき $E \fallingdotseq 7.7 \times 10^{-7}$ となる. したがって視認距離は約 4600 m である.

(3) **条件：5000cd の滑走路中心線灯，昼間（閾値角膜照度 $3.9 \times 10^{-4}$ lx），RVR 800 m**

灯火光度と視認距離の関係は,

$$E = \frac{Ie^{-\sigma r}}{r^2} \qquad (6)$$

となる.

まず減衰係数 σ を求める. この条件での滑走路灯の通常の光度タップは 5 であるので,式(2)に,$I_0 = 10000$, $E_t = 3.9 \times 10^{-4}$, $R = 800$ を代入すると,

$$\sigma = \frac{\ln \frac{I_0}{E_t R^2}}{R}$$
$$= \frac{\ln \frac{10000}{3.9 \times 10^{-4} \times 800^2}}{800}$$
$$= 4.6 \times 10^{-2}$$

となる. 式(6)の $I = 5000$ を代入し,$E = 3.9 \times 10^{-4}$(閾値角膜照度 $E_t$)となるような $r$ を求める. $r = 710$ のとき $E \fallingdotseq 3.9 \times 10^{-4}$ となる. したがって視認距離は約 710 m である.

## 参考文献

[1] 運輸省航空局 監修. 視覚ガイダンスシステム. 航空振興財団. p.137 (1999)

# 演習問題解答

## 1章

1) 明るいところに目が順応している状態では錐体（網膜にあり，明るいところで働く光受容器）が働く．錐体は 555 nm の波長の光に対する明るさの感度が最も高い．一方，暗いところに目が順応している状態では桿体（網膜にあり，暗いところで働く光受容器）が働く．桿体は波長に対する感度が錐体とは異なり，510 nm 付近で最も感度が高くなる．

2) 立体角 $\Omega$ [sr] 内の光束が $\Phi$ [lm] なら，光度 $I$ [cd] は，
$$I = \frac{\Phi}{\Omega}$$
である．今，全方向（$4\pi$ [sr]）に 100 lm が発散しているので，光度は
$$I = \frac{\Phi}{\Omega} = \frac{100}{4\pi} = 7.96 [\text{cd}]$$
となる．

3) 光度が $I$ [cd] であるとき，距離 $r$ [m] 離れた光に垂直な面の照度 $E$ [lx] は，距離の 2 乗に反比例し，
$$E = \frac{I}{r^2}$$
となる．よって，光度は
$$I = Er^2 = 5 \times 5^2 = 125 [\text{cd}]$$
となる．

4) 光度を $I$ [cd]，見かけの面積を $A'$ [m$^2$] とすると，輝度 $L$ [cd/m$^2$] は，
$$L = \frac{I}{A'}$$
で与えられる．球光源は見かけ上円に見える．したがって輝度は光度を円の面積で割ることによって求められる．
$$L = \frac{100}{0.1^2 \pi} = 3180 [\text{cd/m}^2]$$

## 2章
1) 5 m の距離からやっと見分けられるランドルト環の切れ目の大きさが 7.3 mm であったとすると，観測者から見た切れ目の視角 $\theta$（分）は，

$$\theta = 60\tan^{-1}\left(\frac{7.3}{5000}\right)$$
$$= 5.0$$

となる．したがって視力 $V$ は，

$$V = \frac{1}{\theta}$$
$$= 0.2$$

となる．

2) 光が十分にない暗いところでは，刺激を時間的に長く寄せ集め，少ない光を有効に使い，どうにかものを見ようとしている．その代わり，時間的に変動の早いものは見分けることはできない．

## 3章
1) フェヒナーの法則が成り立つとすると，刺激の物理量 $L$ と感覚の大きさ $E$ との間の関係は，次式のようになる．

$$k\log L = E$$

$k\log_{10}10 = 10$ より $k = 10$ となり，
$10\log_{10}200 = 23$ となる．
よって感覚の大きさは 23 となる．

2) $k$ の値が 1 より小さくなると，刺激強度の変化ほどは感覚の大きさは変化しないことになる．自然界において光や音の刺激強度は大きく変化する．しかし，限りある感覚の大きさをこれらと同じように大きく変化させることはできない．そこで刺激強度の変化に比べて感覚の大きさの変化を小さくし，刺激強度の差を識別できるようにしているものと考えられる．

## 4章
1) 若葉は主に 500～570 nm 付近の波長の光を反射する．この反射された光が人の眼球に届くと，網膜にある視細胞のうち M 錐体が大きく反応し，L 錐体も少し反応する．これらの反応が反対色の情報に変換され，大脳に伝達されると，黄緑色と認識される．

2) 一例を右図に示す．第一色覚異常者も第二色覚異常者も赤と黒，緑と黄の識別が困難であるので，それらの組み合わせを避けるか，または補助線を追加するなどの工夫が必要である．

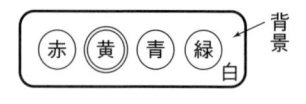

3) 赤色が近くに見え，青色が遠くにあるように見える．赤色は「危ない」，「嬉しい」，「不安定な」などの興奮的な感情をもたらし，青は「安全な」，「悲しい」，「安定な」などの平静なまたは沈んだ感情をもたらす．

## 5章

1) 白地に黒文字で書く場合，線が細いときより太いときが読みやすい．最も読みやすいのは，文字の高さに対して線の太さを約12%にしたときである．

2) 色コントラストに対する感度は，時間周波数，空間周波数ともに輝度コントラストの感度に比べて低くなっている．色コントラストは，誘目性を高くしたいもので，時間的にゆっくり変動するかまたは静止していて，粗いものを表示するのに適している．

## 6章

1) 大気による減衰がない場合，角膜照度 $E$ [lx] は，式(2)より

$$E = \frac{I}{r^2}$$

となる．距離 $r$ は光速が $3.0 \times 10^8$ m/s であるので，
$r = (3.0 \times 10^8) \times 60 \times 60 \times 24 \times 365 \times 230$
$\quad = 2.2 \times 10^{18}$

となる．よって，

$$E = \frac{I}{r^2}$$
$$= \frac{7.5 \times 10^{30}}{(2.2 \times 10^{18})^2}$$
$$= 1.5 \times 10^{-6} \text{ [lx]}$$

となる．

2) $C_0 = \dfrac{|L_0 - L_b|}{L_b} = \dfrac{|0.2 - 0.8|}{0.8} = 0.75$

3) 角膜照度 $E$ は，
$$E = \frac{Ie^{-\sigma r}}{r^2}$$
となる．
まず減衰係数 $\sigma$ を求める．
$$\sigma = \frac{3.0}{V}$$
$$= \frac{3.0}{5000}$$
$$= 6.0 \times 10^{-4}$$
となる．よって，
$$E = \frac{Ie^{-\sigma r}}{r^2}$$
$$E = \frac{10000 \exp(-6.0 \times 10^{-4} \times 3000)}{3000^2}$$
$$= 1.8 \times 10^{-4} \text{ [lx]}$$
となる．

4) 混雑した道路では歩行者やほかの自動車に注意しながら運転をしなければならない．すなわち視線方向への注意を深くしなければならなくなる．注意の容量には限界があるため，視線方向の注意を深くすると，周辺への注意が浅くなり，結果として有効視野が減少する．

## 7章
1) 以下の条件のとき不快グレアが大きくなる．
 （1）光源輝度が高いとき
 （2）背景輝度が低いとき
 （3）光源が視線方向にあるとき
 （4）光源の大きさ（立体角）が大きいとき
 （5）光源が明滅しているとき
 （6）眼疲労があるとき
 （7）光源輝度が不均一のとき

2) 等価光幕輝度は以下の条件のとき大きくなる．
  (1) グレア光源による角膜照度（観測者の目の位置における照度）が高いとき
  (2) 視線とグレア光源のなす角度が小さいとき

## 8 章
1) 水晶体は歳とともに弾力を失う．それによって水晶体が十分に膨らまなくなり，近くにピントを合わせられなくなる．

2) 高齢者は若年者に比べ，明るい照明を不快に感じやすく，暗い照明では見えにくくなる傾向を示している．光源がグレアにならないように，光源の輝度を抑える．また，高齢者が文字を読むときや裁縫をするときなどに，個別の照明を用意するなどの配慮が必要となってくる．

## 9 章
1) 正午頃の太陽光は，色温度が高く，強い光が頭上から射してくる．一方，夕方の太陽光は，色温度が低く，弱い光が横方向から射してくる．

2) 光源が小さいときは，はっきりとした影ができ，光沢感が強くなる．晴天の屋外の印象に近くなり，自然な雰囲気が得られる．一方，光源が大きいときは，影が不鮮明で光沢が弱くなる．柔らかい光になり，曇天時の印象に近くなる．

## 10 章
1) 人は本来もっている周期を毎日少しずつ早め，一日の 24 時間に合わせている．生体リズムを毎日早めるのに大きな役割を果たしているのが，太陽の光である．朝起きて太陽の光（2500〜3000 lx 以上）を浴びることにより，生体リズムを早めることができる．そのほかに食事，仕事，温度などが生体リズムを早める効果があるといわれている．

2) 光の色温度が高く（白っぽく）なると味覚について感度が増す．また，色温度が高くなると涼しく感じ，色温度が低くなると温かく感じる．

## 11 章
1) 近紫外放射により皮膚内でメラニンが合成され，色素沈着が起こる．また，近紫外放射を長期間受けることは，水晶体への傷害である白内障の発生原因となる．

# 索　引

### ■アルファベット
BCD 輝度　94
$B/L$　62
Brücke-Bartley 効果　32
CFF　32
CIE$L^*a^*b^*$ 色空間　53, 54
CIE$L^*u^*v^*$ 色空間　53
CIE 紅斑作用スペクトル　132
CIE 昼光　66
HID ランプ　12
ICAO　138
LED　65
L 錐体　44
M 錐体　44
RVR　81, 139
SD 法　64
SI 基本単位　8
S 錐体　44, 58
TLV　134
Troxler 効果　31
UV-A　2, 132
UV-B　2, 132
UV-C　2, 132
$X_{10}Y_{10}Z_{10}$ 表色系　49
$XYZ$ 表色系　46, 49
$xy$ 色度図　52
X 線　1
X 染色体　58
Y 染色体　58

### ■あ
青色 LED　65
明るさ感　123
悪性黒色腫　134
アマクリン細胞　20
暗順応　21
暗所視　4, 22, 45

### ■い
閾値　34
閾値角膜照度　80
一般標識の色度範囲　138
イルミネーション　90
色温度　61, 115
色コントラスト　74
色順応　107
色弁別閾　53
色補正係数　12
色名　46
陰影　116

### ■う
ウェーバーの法則　36

### ■え
遠紫外放射　132
演色　66
演色性　66, 123
遠赤外放射　1
鉛直面照度　12

### ■か
概日リズム　126
回折格子　56
拡散反射　10
覚醒度　126
角膜　19
角膜炎　133
角膜照度　80, 83
可視光　1
可視性　75, 77
滑走路視距離　139
可読性　69, 75, 77, 110
カラーユニバーサルデザイン　60
感覚量　1
眼球　19
寒色　61
完全拡散反射面　11, 50
眼前照度　95
桿体　4, 20, 44
カンデラ　7
眼疲労　100
慣用色名　46

### ■き
輝度計　13
輝度計形色彩計　56
輝度コントラスト　74
輝度対比　79, 82

索　引

輝度対比の識別限界値　79
球形光束法　15
距離感　61
きらめき　92
近紫外放射　132
近赤外放射　1
近点　106
均等色空間　53
均等拡散反射　10
均等拡散反射面　10

■く
空間周波数　74, 112
空間的寄せ集め　24, 30
空間の明るさ感　123
グレア　92
グレア評価値　95

■け
計器着陸装置　81
蛍光体　65
蛍光ランプ　61
系統色名　46
結膜炎　133
減衰係数　82, 139
減能グレア　92, 101

■こ
航空障害灯　90
航空灯火　138
航空灯火の色度範囲　138
光源色　45
虹彩　19
光束　6

光束発散度　11
後退色　61
光沢感　118
光電色彩計　56
光電変換素子　11
光度　7, 14
紅斑　132
航路標識　17
国際照明委員会　2
黒体　61
固視　73
コントラスト感度　73, 112

■さ
材質感　118
彩度　46
殺菌作用　132
三刺激値　49
参照光　23

■し
紫外 LED　65
紫外性眼炎　132
紫外放射　1, 131
紫外放射傷害作用関数　135
視角　26, 49, 78
時間周波数　74
時間的寄せ集め　29
視感反射率　47, 50
色覚異常　45
色差　53
色相　46
色素沈着　132
色度座標　51

識別性　15
刺激値直読方法　11, 56
視細胞　20, 22, 44
視神経　24
視神経線維　20
持続時間　28
実効光度　16
実効放射輝度　136
実効放射照度　134
視程　82
視認距離　140
視認性　77
斜視　109
修正アラード法　17
周辺視　57, 77
周辺視野　84
シュミット・クラウゼンの
　　実効光度の式　17
純紫軌跡　52
純色　75
純度　62
硝子体　19
照度　8, 12, 69, 110
照度計　12
照度計形色彩計　56
シリコンフォトダイオード　11
視力　26, 72, 102, 109
神経節細胞　20
神経パルス　41
人工光源　115
進出色　61
心理物理量　1
心理量　1

# 索 引

### ■す
推奨照度　117
水晶体　19, 107
錐体　4, 20, 44
水平細胞　20
水平面照度　12
スティーブンスの法則　39
ステラジアン　7
スペクトル軌跡　52

### ■せ
青色傷害作用関数　136
生体リズム　126
正反射　10
赤外放射　1
積分球　15
絶対閾　34
セマンティック・ディファレンシャル法　64
閃光　15, 28, 88
全光束　15

### ■そ
相関色温度　67
双極細胞　20
測色　55
測定視野角　13
測光　11
測光器　11
測光量　11

### ■た
第一色覚異常者　59
大気の透過率　82
第三色覚異常者　59
第二色覚異常者　59
タルボット・プラトーの法則　32
タングステン　61
暖色　61
単色光刺激　52

### ■ち
注意の容量　87
昼間障害標識　47
中紫外放射　132
中心窩　21, 57
中心視　77, 84
中心小窩　58
中赤外放射　1
調節力　106

### ■て
低圧ナトリウムランプ　66
低視程　82, 139
定常光　28
テスト光　23
電球色　116, 129
点光源　78, 97
電磁波　1

### ■と
等価光幕輝度　101
瞳孔　19
等色関数　49
動体視力　72, 109

### ■な
内因性光感受性網膜神経節細胞　127

### ■に
入射角余弦法則　9, 12

### ■は
配光　14
白色LED　65
白色点　60
白内障　107, 133
白熱電球　61
薄明視　4, 21
発光効率　65
反射率　11
判読距離　70

### ■ひ
飛行場灯火　81
ビジランス作業　85
皮膚がん　131, 133
日焼け　132
標準色票　48
標準電球　15
標準の光　50
標準の光A　50
標準の光$D_{65}$　51
標準分光視感効率　2

### ■ふ
フィラメント　61
フェヒナーの法則　37
フォトダイオード　11
不快グレア　92

不快グレア予測式　95
物体色　45
物理量　1
フリッカー感度　96
プルキンエ現象　4
ブロッカ・ザルツァー効果　31
ブロックの法則　29
ブロンデル・レイ・ダグラス法　16
分光器　12
分光視感効率　2
分光測色方法　56
分光測光方法　11
分光反射特性　121
分光分布　50, 66
分光放射輝度　136
分光放射照度　134
分光放射束　7

■へ
平均演色評価数　66
ヘリングの反対色説　45
ヘルムホルツ・コールラウシュ効果　62
弁別閾　34

■ほ
放射束　6
法線照度　12

星の等級　37

■ま
マグニチュード推定法　39
マンセル表色系　46

■む
無彩色　46

■め
明順応　21
明所視　2, 21
明度　46
明滅光　31, 96
メラトニン　127
メラニン　132
面光源　78

■も
網膜　19
網膜傷害　136

■や
ヤング−ヘルムホルツの三色説　44

■ゆ
有効視野　84
有彩色　46

有視界飛行　90
誘目性　15, 77, 88

■ら
ライトアップ　90
ランドルト環　26
ランベルトの法則　10

■り
リコーの法則　24
立体角　7
良視程　82
臨界持続時間　29
臨界面積　24
臨界融合周波数　32
輪郭の強調　25

■る
ルーメン　7
ルクス　8

■れ
レンズ式輝度計　13

■ろ
老眼　106
露光許容時間　134

著者略歴
## 入倉　隆
　　いり　くら　　たかし

1956年（昭和31年）生まれ．早稲田大学理工学部電気工学科卒業．運輸省交通安全公害研究所，芝浦工業大学助教授などを経て，2004年芝浦工業大学工学部電気工学科教授．博士（工学）（東京理科大学）．
専門は，視覚心理，照明環境．
主な著書に，「照明工学」（オーム社，共著），「電気回路の講義と演習」（日新出版，共著）などがある．


### 視覚と照明

2014年9月10日　第1版1刷発行

| | | |
|---|---|---|
| 検印省略 | 著作者 | 入倉　隆 |
| | 発行者 | 吉野和浩 |
| 定価はカバーに表示してあります． | 発行所 | 東京都千代田区四番町8-1<br>電話　03-3262-9166（代）<br>郵便番号 102-0081<br>株式会社　裳華房 |
| | 印刷所 | 三報社印刷株式会社 |
| | 製本所 | 株式会社　松岳社 |

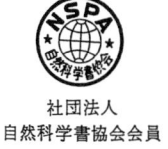

社団法人
自然科学書協会会員

JCOPY 〈(社)出版者著作権管理機構 委託出版物〉
本書の無断複写は著作権法上での例外を除き禁じられています．複写される場合は，そのつど事前に，(社)出版者著作権管理機構（電話03-3513-6969，FAX 03-3513-6979，e-mail: info@jcopy.or.jp）の許諾を得てください．

ISBN 978-4-7853-6026-9

© 入倉　隆, 2014　　Printed in Japan

## 宇宙スペクトル博物館＜可視光編＞
## 天空からの虹色の便り

粟野諭美・福江　純ほか共著／CD-ROM＋B5判48頁／本体4500円+税

光（可視光）と色彩の基礎から光を使った実験と観測装置、そして可視光が捉えた様々な天体の姿までを豊富な画像と動画で紹介するCD-ROM博物館の第3巻。ブラウザを利用した簡単なマウス操作のみで、どなたでもお楽しみいただけます。

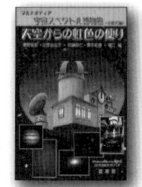

### ポピュラー・サイエンス
## 光の小さな粒 －新世紀を照らす近接場光－

大津元一 著／四六判 156頁／本体1500円+税

DVDを越える大容量メモリ、ナノテクノロジーのための超微細加工技術……それらの実現には光科学技術が欠かせません。話題の青色半導体レーザーを超える、光科学の真のブレークスルー「近接場光学」について、パイオニア自らが語ります。

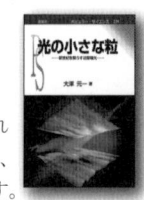

---

## 新 バイオの扉 －未来を拓く生物工学の世界－

高木正道 監修・池田友久 編集代表／A5判 270頁／本体2600円+税

レッドバイオ（医療・健康のためのバイオ）、グリーンバイオ（植物・食糧生産のためのバイオ）、ホワイトバイオ（バイオ製品の工業生産）等、暮らしに役立つバイオ技術の最新の話題を、第一線の現場で活躍する日本技術士会生物工学部会の会員がわかりやすく解説します。

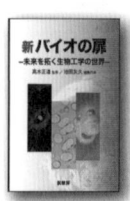

## しくみからわかる 生命工学

田村隆明 著／B5判 224頁／本体3100円+税

医学・薬学や農学、化学、そして工学に及ぶ幅広い領域をカバーした生命工学の入門書。厳選した101個のキーワードを効率よく理解できるように各項目を見開き2頁に収め、豊富な図で生命工学の基礎から最新技術までを詳しく解説します。

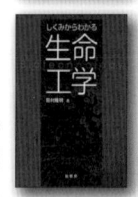

## ヒトを理解するための 生物学

八杉貞雄 著／B5判 162頁／本体2200円+税

ヒトに関することを中心にした生物学の入門書。前半では生物に共通する細胞や分子のことについて学び、後半では主としてヒトの体や病気との闘い、そしてヒトの特性について考えます。化学構造式をできるだけ用いず説明しました。

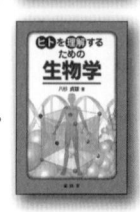

## 化学はこんなに役に立つ －やさしい化学入門－

山崎 昶 著／B5判 160頁／本体2200円+税

学校で学んだ化学がちっとも役立たないと感じておられる方。推薦入学などで、特に化学の受験勉強を手抜きしてしまった方。生物学、保健学、医療科学、環境分野など、幅広い分野での活躍が望まれる方。マスコミやネットなどで飛び交う日常の様々な問題を正しく判断したい方。そんな方々に捧げる、実践的入門書。

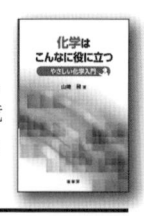

---

裳華房ホームページ　http://www.shokabo.co.jp/　2014年9月現在